图解 老偏方大全

王彤 编著

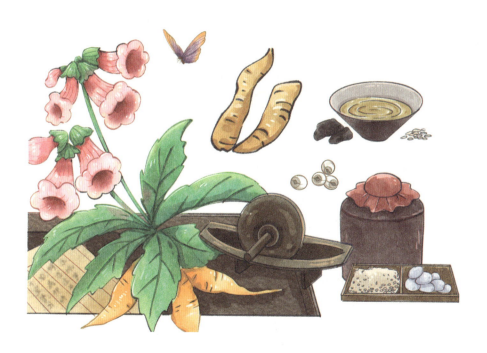

电子工业出版社·

Publishing House of Electronics Industry

北京·BEIJING

图书在版编目（CIP）数据

图解老偏方大全 / 王彤编著． -- 北京 ：电子工业
出版社，2025. 4． -- ISBN 978-7-121-49919-7

Ⅰ．R289.2

中国国家版本馆 CIP 数据核字第 20258FW305 号

责任编辑：黄益聪
印　　刷：天津画中画印刷有限公司
装　　订：天津画中画印刷有限公司
出版发行：电子工业出版社
　　　　　北京市海淀区万寿路 173 信箱　　　邮编：100036
开　　本：720×1000　　1/16　　印张：10　　字数：237 千字
版　　次：2025 年 4 月第 1 版
印　　次：2025 年 4 月第 1 次印刷
定　　价：49.80 元

凡所购买电子工业出版社图书有缺损问题，请向购买书店调换。若书店售缺，请与本社
发行部联系，联系及邮购电话：(010) 88254888，88258888。

质量投诉请发邮件至 zlts@phei.com.cn，盗版侵权举报请发邮件至 dbqq@phei.com.cn。

本书咨询联系方式：(010) 68161512，meidipub@phei.com.cn。

目录 CONTENTS

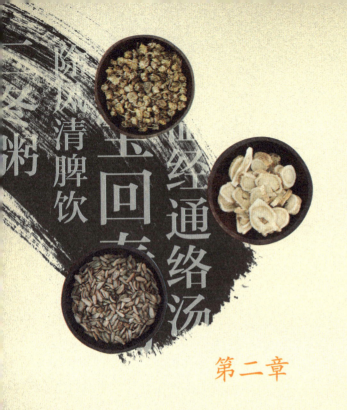

第二章　　外科病 / 49

第三章　　五官科病 / 59

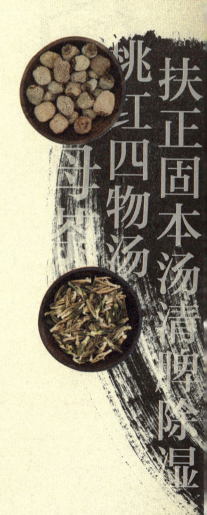

扶正固本汤清咽除湿
桃红四物汤
丹参

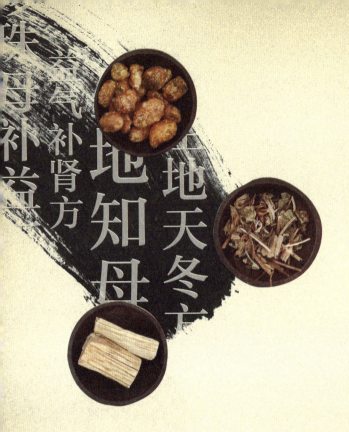

第六章　　男科病 / 137

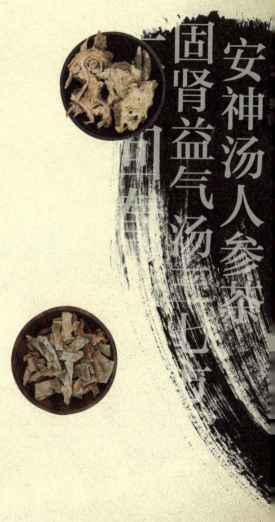

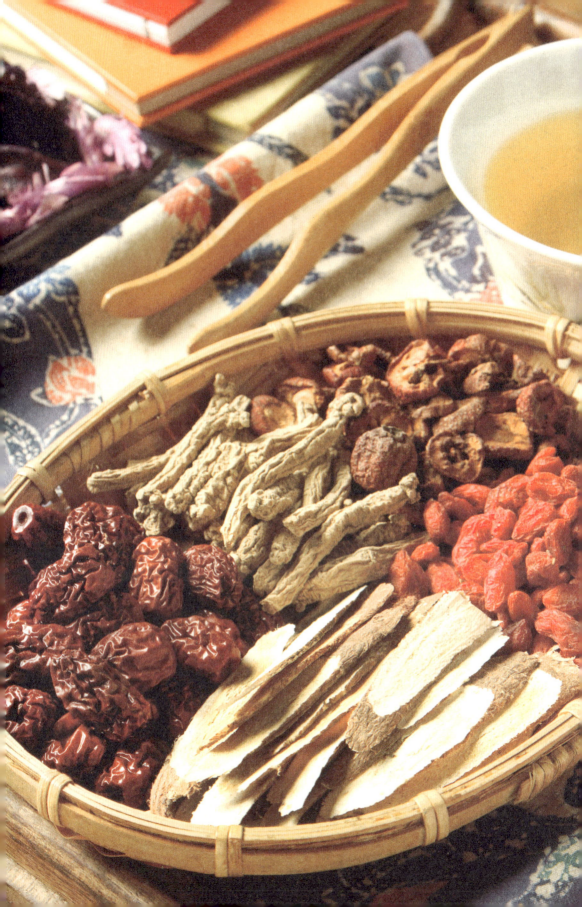

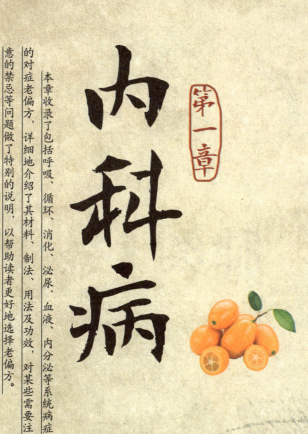

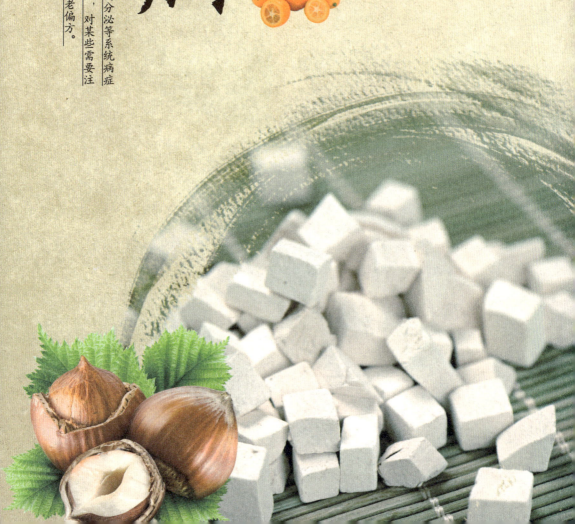

第一章 内科病

本章收录了包括呼吸、循环、消化、泌尿、血液、内分泌等系统病症的对症老偏方，详细地介绍了其材料、制法、用法及功效，对某些需要注意的禁忌等问题做了特别的说明，以帮助读者更好地选择老偏方。

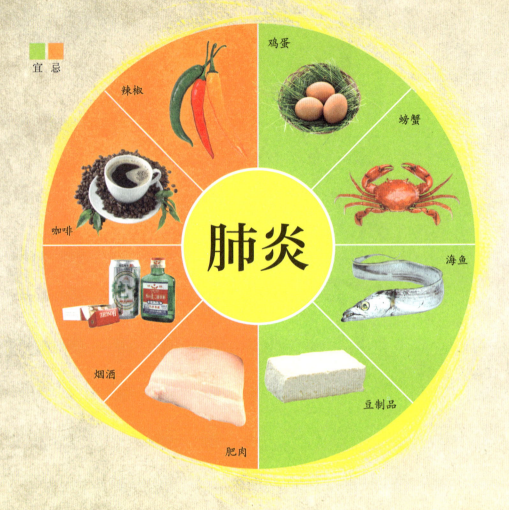

宜 忌

辣椒

鸡蛋

螃蟹

咖啡

海鱼

烟酒

豆制品

肥肉

肺炎

【病症解析】

❶ 肺炎是指发生在终末气道、肺泡和肺间质的炎症。

❷ 肺炎可由细菌、病毒、真菌、寄生虫、放射线、吸入性异物等引起。

❸ 肺炎的临床症状主要有发热、咳嗽、咳痰、痰中带血，可伴有呼吸困难、胸痛、头痛昏沉、倦怠无力、下痢、蛋白尿等，儿童患者有时会发生痉挛。

【0成本按摩方】·肺俞穴

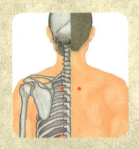

标准定位：在背部，第3胸椎棘突下，后正中线旁开1.5寸处。

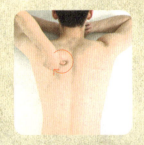

按摩方法：让被按者采取俯卧的姿势，按摩者以手指指腹或指间关节向下按压，并做圈状按摩。

鲜芦根粥

材料少／材料易得／制作时间短

材料／ 鲜芦根100克，粳米50克。

制法／ 将鲜芦根和粳米一同煮成稀粥。

用法／ 不拘时服。

功效／ 清肺泻火，养阴生津。

大蒜方

材料少／材料易得／制作时间短

材料／ 大蒜1瓣，白砂糖适量（依个人情况定量，后文同）。

制法／ 将大蒜去皮、捣碎，加入白砂糖及适量沸水，去渣，放入碗中备用。

用法／ 1次服下，每日2或3次。

功效／ 适用于大叶性肺炎，症见发热、咳嗽、胸痛、咽部充血等。

石椒草方

材料少／材料易得／制作时间短

材料／ 石椒草100克。

制法／ 将石椒草放入300毫升清水中，煎至约剩100毫升，去渣。

用法／ 每次30毫升，每日3次。

功效／ 辛凉解表、清热活血。适用于大叶性肺炎。

天冬根方

材料少／材料易得／制作时间短

材料／ 天冬根20克。

制法／ 将天冬根以水煎汤。

用法／ 每日1剂，分早、晚2次服用。

功效／ 适用于肺炎咯血、内伤吐血者。

仙人掌方

材料少／材料易得／制作时间短

材料／ 仙人掌100克，白砂糖30克。

制法／ 将仙人掌去刺、切碎，加入白砂糖，以水煎煮。

用法／ 每日1剂，分2次服用，早、晚温服。

功效／ 适用于普通肺炎。

蒲公英青叶汤

材料少／材料易得／制作时间短

材料／ 蒲公英、大青叶各15克。

制法／ 将上述材料以水煎煮，取汁。

用法／ 每日1剂，分4～6次服用。

功效／ 适用于肺炎初期高烧不退、喘咳、口渴者。

女贞叶饮

材料少／材料易得／制作时间短

材料／ 女贞叶（鲜品）500克。

制法／ 将女贞叶放入500毫升清水中，浓煎至约剩200毫升即可。

用法／ 每次5～10毫升，每日3或4次。

功效／ 适用于肺炎恢复期。

鱼腥草桔梗茶

材料少／材料易得／制作时间短

材料／ 鲜鱼腥草50克，桔梗10克。

制法／ 将上述材料以水煎煮，以不超过10分钟为宜。

用法／ 代茶饮用。

功效／ 适用于肺热咳嗽、痰黄黏稠者。

感冒

【病症解析】

1. 感冒是由风邪侵入人体所引起的常见外感疾病。
2. 中医将感冒分为实证感冒和虚体感冒：实证感冒包括风寒束表、风热犯表和暑湿伤表；虚体感冒包括气虚感冒、阴虚感冒和阳虚感冒。
3. 西医将感冒分为普通感冒和流行性感冒。
4. 感冒的临床症状有流鼻涕、鼻塞、咳嗽、头痛、恶寒发热、关节酸痛、全身不适等。

生姜香菜饮

材料少／材料易得／制作时间短

材料／ 生姜、香菜各20克。

制法／ 将生姜切成片，将香菜切碎；将生姜片放入锅中，加入适量清水并煮沸；加入香菜略煮即可。

用法／ 每日1剂，分早、晚2次服用。

功效／ 辛散解表、发散风寒。适用于风寒束表。

蔓荆子粥

材料少／制作时间短

材料／ 蔓荆子80克，粳米200克，白砂糖适量。

制法／ 将蔓荆子研碎，加入适量清水，搅拌均匀，去渣取汁；放入粳米，一同熬煮，若药汁少，则加水，用小火熬煮至汁黏稠；加入白砂糖并搅拌均匀即可。

用法／ 每日2次。

功效／ 疏散风热、清利头目。适用于风热犯表。

备注／ 由血虚、火旺等引起的头痛、目眩及胃虚者慎服。

杭菊红糖饮

材料少／制作时间短

材料／ 杭菊花30克，红糖适量。

制法／ 将杭菊花煮沸数分钟，去渣取汁；加入红糖调味即可。

用法／ 代茶饮用。

功效／ 疏散风热。适用于由风热犯表引起的咽红、咽干、咽痛等症状。

金银花甘草茶

材料易得／制作时间短

材料／ 金银花5克，甘草1片，绿茶3克，冰糖适量。

制法／ 将金银花、甘草分别洗净，沥干，与绿茶一同放入茶壶中，用沸水冲泡5～10分钟即可。

用法／ 代茶饮用，每日1剂，饮用时依个人口味加适量冰糖。

功效／ 甘草具有补脾益元、祛痰止咳、清热解毒的功效，常用于治疗心气不足、咳喘、喉咙肿痛等；金银花是清热解毒之要药，有凉血之效，可用于治疗风热犯表。

生姜酒

材料少／材料易得

材料／生姜（新鲜）200克，35度（酒精体积分数为35%，俗称35度，本书按俗称表述）的蒸馏酒720毫升。

制法／将生姜洗净，沥干，切成薄片；将切好的生姜片放入玻璃瓶中，倒入35度的蒸馏酒，密封放置在阴凉处；在2个月后将药酒过滤到窄口瓶中。

用法／直接饮用，或加冰块饮用，或加蜂蜜饮用，或加红茶饮用。

功效／生姜含有的生姜辣素具有很强的杀菌和解毒功效，不仅有促进胃液分泌的作用，对便秘、腹泻、宿醉、呕吐感等症状也具有缓解作用。此酒常被用于治疗消化不良和预防感冒。

生姜红糖茶

材料少／制作时间短

材料／生姜片30克，红糖适量。

制法／将生姜片以水煎煮，加入红糖。

用法／早、晚各1次，温服，盖被出微汗；或代茶温饮。

功效／温下通经、驱寒暖胃。

陈皮雪梨汤

材料少／材料易得／制作时间短

材料／雪梨1个，陈皮2块，冰糖20克。

制法／将雪梨洗净、切块，与陈皮一同放入盛有清水的锅中，煮沸；再煮20分钟，加入冰糖调味即可。

用法／每日早、晚各饮1杯。

功效／可缓解由感冒导致的咳嗽等症状。

桑菊竹叶茶

材料易得／制作时间短

材料／苦竹叶、白茅根各30克，白砂糖20克，桑叶、菊花各5克，薄荷3克。

制法／将上述材料放入杯中，用沸水冲泡10分钟即可饮用。或者将上述除白砂糖外的材料放入锅中，加入3碗清水，在火上煎煮5分钟；加入白砂糖调味即可。

用法／代茶饮用。

功效／苦竹叶能清心除热，白茅根能凉血止血，桑叶能明目、除寒热，菊花能清热解毒、清肝明目。此茶具有清热散风、解表的功效，适用于恶寒发热、头痛身疼等症状。

金银花茶

材料少／材料易得／制作时间短

材料／金银花20克，茶叶6克，白砂糖30克。

制法／将金银花、茶叶放入砂锅中，加入适量清水，用大火煮沸；加入白砂糖，煮至溶化，去渣取汁。

用法／趁热饮用，每日1次，连服2或3日。

功效／辛凉解表。适用于风热犯表。

橘皮饮

材料少／材料易得／制作时间短

材料／鲜橘皮50克，白砂糖适量。

制法／将鲜橘皮和白砂糖放入杯中，用沸水冲泡。

用法／代茶饮用。

功效／适用于感冒。

薄荷藕片汤

材料少／材料易得／制作时间短

材料／ 莲藕150克，薄荷20克。

制法／ 将薄荷洗净，直接放入锅中，加入250毫升清水，将锅置于火上，煎煮成汁；将莲藕刷洗干净，切成片；将藕片放入薄荷汁中，泡10~15分钟即成。

用法／ 每日分2次服用。

功效／ 疏风清热、滋补身体。

荆芥苏叶方

材料易得／制作时间短

材料／ 荆芥、紫苏叶各10克，鲜生姜8克，茶叶6克，红糖适量。

制法／ 将上述除红糖外的材料放入锅中，加入适量清水，用小火煮15~20分钟；加入红糖，煮至溶化即成。

用法／ 每日2次，量不拘。

功效／ 发散风寒、祛风止痛。适用于风寒犯表，症见畏寒、身痛、无汗等。若伴有咳嗽痰盛症状，则可加干橘皮10克（鲜品加倍）。

苏羌茶

材料少／材料易得／制作时间短

材料／ 羌活、茶叶各9克，紫苏叶5克。

制法／ 将上述材料一同研成粉末，以沸水冲泡即可。或者直接将上述材料放入盛有清水的锅中，煮沸；再煮10分钟即可取汁饮用。

用法／ 每日1剂，随时温服。

功效／ 紫苏叶味辛，性温；羌活能散寒祛风。此茶适用于由风寒犯表引起的恶寒、发热、无汗、乏力、肢体酸痛等症状。

五汁饮

材料易得／制作时间短

材料／ 鸭梨、鲜藕、荸荠、麦冬、鲜芦根各200克。

制法／ 将鸭梨去皮、去核，将荸荠去皮，将鲜藕去皮、节，将麦冬、鲜芦根拣洗干净；将全部材料捣碎，以清洁纱布绞拧取汁。

用法／ 代茶饮用，随时随量饮用。

功效／ 清热除烦、生津解渴。适用于热病口渴、高热不退、咽干烦躁、大便秘结等症状。

金银花大青叶茶

材料少／材料易得／制作时间短

材料／ 金银花15克，大青叶10克。

制法／ 将金银花、大青叶用清水过滤，一同放入玻璃杯中，冲入沸水，闷泡10分钟左右即可。

用法／ 代茶饮用。

功效／ 预防感冒，尤其对预防春季流感有效。

备注／ 金银花和大青叶都偏凉，此茶不宜过量或长期饮用。

鸡蛋苦参方

材料少／材料易得／制作时间短

材料／ 鸡蛋1枚，苦参6克。

制法／ 将苦参以水煎煮，去渣取汁；将鸡蛋打入碗中并将蛋液搅拌均匀，用煮沸的药汁冲蛋液。

用法／ 每日1次，趁热服用。

功效／ 适用于风热犯表、流行性感冒，症见头痛、发热、咳嗽、咽痛。

菊桑枇杷饮

材料易得／制作时间短

材料／野菊花、桑叶、枇杷叶（炙）各10克。

制法／将上述材料一同研成粉末，以水煎煮，去渣取汁。

用法／代茶饮用，每日1剂，连服3～5日。

功效／清热散风、解表、化痰。适用于咳嗽、咳黄痰等症状。

菜根菊花汤

材料少／材料易得／制作时间短

材料／大白菜根3个，菊花15克，白砂糖适量。

制法／将大白菜根切片，与菊花一起以水煎煮；加入白砂糖调味即可。

用法／每日1剂，趁热服用，盖被出汗，连服3或4日。

功效／消暑退热。适用于由暑湿伤表导致的发热症状。

桑菊梨皮茶

材料少／材料易得／制作时间短

材料／桑叶、菊花各6克，鸭梨皮5克。

制法／将桑叶、菊花、鸭梨皮一起放入砂锅中，以水煎煮，去渣取汁。

用法／代茶饮用。

功效／疏风清热、养阴清肺、润燥。适用于发热、微恶风寒、头痛少汗等症状。

葱生姜酒

材料易得

材料／生姜、葱白各30克，盐6克，白酒15毫升。

制法／将生姜、葱白、盐一起捣碎，加入白酒，用纱布包好。

用法／外用，涂抹前胸、后背、手心、脚心、腋下、肘窝，涂抹后让患者静卧。视患者情况，每日涂抹3～5次。

功效／疏散风寒。适用于风寒束表。

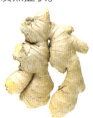

宜 生姜、葱白、金银花、荷叶、薄荷、香菇、柚子、枇杷、蒜薹。

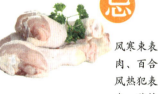

忌 风寒束表：鸭肉、鸡肉、百合、银耳。风热犯表：龙眼、红枣、荔枝、樱桃。

【0成本按摩方】·合谷穴

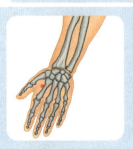

标准定位：在手背，第1、第2掌骨间，第2掌骨桡侧的中点处。

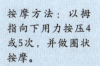

按摩方法：以拇指向下用力按压4或5次，并做圈状按摩。

咳嗽

【病症解析】

①咳嗽是肺系疾病的主要证候之一，分为外感咳嗽与内感咳嗽。

②外感咳嗽主要是由异物、刺激性气体、呼吸道内的分泌物等刺激呼吸道黏膜引起的。

③内感咳嗽是指由饮食、情志等内伤因素致脏腑功能失调、内生病邪导致的咳嗽。

三根清肺茶

材料少／材料易得／制作时间短

材料／丝瓜根、芦根各60克，白茅根30克。

制法／将丝瓜根、芦根、白茅根用清水冲洗干净，切碎，放入茶壶中；在茶壶中冲入600毫升沸水，加盖闷泡20分钟左右，去渣取汁。

用法／每日1剂，代茶饮用。

功效／清热祛火、生津润肺。适用于肺热咳嗽、痰中带血者，以及经常烦躁口渴者。

百合枇杷茶

材料易得／制作时间短

材料／鲜百合、枇杷、莲藕各30克，红糖适量。

制法／将莲藕洗净，切片；将枇杷去核，与鲜百合、藕片同煎取汁；加入适量红糖。

用法／代茶饮用。

功效／润燥、止咳。适用于肺热咳嗽者。

雪梨止咳茶

材料少／材料易得／制作时间短

材料／雪梨500克，蜂蜜适量。

制法／将雪梨洗净，去皮，去核，捣碎取汁；将雪梨汁放入盛有适量清水的锅中，用小火煮10分钟左右；在晾凉后加入蜂蜜，搅拌均匀即可。

用法／代茶饮用。

功效／养阴润燥，可缓解咽痛干痒咳嗽症状。

桂花茶

材料少／材料易得／制作时间短

材料／干桂花5克，冰糖适量。

制法／将干桂花用清水冲洗干净，沥干；将沥干的桂花放入杯中，加入200毫升沸水冲泡；在5分钟后依个人口味加入适量冰糖即可。

用法／代茶饮用。

功效／桂花味辛，性温，能祛风除湿、化痰平喘。此茶可用于治疗感冒咳嗽，缓解气喘、牙痛、腹痛等症状。

枇杷叶汁

材料 / 枇杷叶适量。

制法 / 将枇杷叶洗净，用沸水冲泡。

用法 / 每次30毫升，每日3次。

功效 / 适用于由感冒引起的咳嗽不止症状。

玉米须陈皮饮

材料 / 玉米须30克，陈皮10克。

制法 / 将玉米须与陈皮一起放入锅中，加入适量清水，共同煎煮，取汁即可。

用法 / 代茶饮用。

功效 / 可缓解由咳嗽带来的不适症状。

核桃仁方

材料 / 核桃仁20克，蜂蜜适量。

制法 / 将核桃仁捣碎，加入适量蜂蜜。

用法 / 用温开水送服，每日早、晚各1次。

功效 / 适用于咳嗽痰多者。

鱼腥草杏桔茶

材料 / 鱼腥草30克，桔梗、苦杏仁各9克。

制法 / 将上述材料以水煎煮，去渣取汁。

用法 / 每日1剂。

功效 / 疏风清热、宣肺止咳。适用于咳嗽不爽、痰黄黏稠、不易咳出者。

冰糖香蕉

材料 / 香蕉2根，冰糖适量。

制法 / 将香蕉去皮，加入冰糖，隔水蒸熟。

用法 / 每日2次。

功效 / 适用于肺燥型咳嗽。

鸡蛋鱼腥草方

材料 / 鸡蛋1枚，鱼腥草30克。

制法 / 将鸡蛋打入碗中并将蛋液搅拌均匀；将鱼腥草洗净，浓煎取汁；用滚沸的药汁冲蛋液。

用法 / 顿服，每日1次。

功效 / 适用于干咳者。

白萝卜茶叶饮

材料 / 茶叶5克，白萝卜100克。

制法 / 将茶叶用沸水冲泡取汁；将白萝卜洗净，切片，置于盛有适量清水的锅中煮烂；倒入茶汁即可。

用法 / 每日1剂，分2次服用。

功效 / 适用于气管炎咳嗽及多痰者。

藕汁蜜饮

材料 / 莲藕、蜂蜜各适量。

制法 / 将莲藕磨碎，用纱布绞汁，加入适量蜂蜜。

用法 / 每次1杯，连服3日。

功效 / 适用于咳嗽痰多。

天冬冰糖茶

材料／ 天冬、百合各15克，冰糖适量。

制法／ 将百合、天冬洗净；将天冬切碎；将冰糖捣碎；将天冬、冰糖、百合一同放入杯中，以沸水冲泡5分钟左右，去渣取汁。

用法／ 代茶饮用，每日1剂。

功效／ 百合和天冬都是补阴药，具有养阴润燥、养心安神的功效，有助于止咳化痰、缓解肺结核、慢性支气管炎的症状。此茶适合肺虚久咳的人饮用，具有养阴清热、润燥生津的功效。

橘皮茶

材料／ 干橘皮15克（鲜品30克）。

制法／ 将干橘皮洗净，用温开水泡20分钟后取出，切成细丝，放入杯中，冲入沸水，闷泡2分钟即可。

用法／ 代茶饮用，每日1或2剂。

功效／ 适用于痰湿咳嗽者。

沙参麦冬汤

材料／ 沙参10克，麦冬9克，玉竹6克，冬桑叶、生白扁豆、天花粉各4.5克，生甘草3克。

制法／ 将上述材料以水煎煮，去渣取汁。

用法／ 每日1剂，分2次服用。

功效／ 适用于由肺、胃津液不足引起咳嗽者。

丝瓜茶

材料／ 丝瓜片200克，茶叶5克，盐少许。

制法／ 将丝瓜片加少许盐煮熟；将茶叶用沸水冲泡5分钟，取茶汤；将茶汤倒入丝瓜汤中即可。

用法／ 每日1剂，不拘时饮用。

功效／ 丝瓜有很高的药用价值，具有清热化痰、凉血解毒、解暑除烦、通经活络的功效，而且其所含的维生素还能健脑益智、美容护肤，丝瓜汁还有"美人水"的美称。此茶能有效地止咳化痰、利咽清肺。

蒲公英汤

材料／ 蒲公英15克，桑叶、白蒺藜、决明子、忍冬藤、败酱草、紫花地丁、赤芍、地肤子、女贞子各10克，半边莲、蝉蜕、菊花各6克，甘草、荆芥各3克。

制法／ 将上述材料以水煎煮，去渣取汁。

用法／ 每日1剂，分2次服用。

功效／ 用于对肺痈进行辅助治疗。肺痈以高热、咳嗽等为主要症状。

冰糖雪梨膏

材料／ 雪梨适量，冰糖少许。

制法／ 将梨去核，捣成汁，与适量冰糖合并煎膏即可。

用法／ 每次5～10克，每日3次。

功效／ 适用于秋燥咳嗽者。

红糖生姜枣汤

材料少／材料易得／制作时间短

材料 ／ 红枣、红糖各30克，鲜生姜15克。

制法 ／ 将鲜生姜、红枣、红糖以水煎煮，直至药汁减为一半。

用法 ／ 顿服。

功效 ／ 适用于伤风咳嗽者。

蛋黄阿胶酒

材料易得／制作时间短

材料 ／ 鸡蛋4枚（取蛋黄），阿胶20克，盐少许，米酒500毫升。

制法 ／ 先将米酒煮沸，再加入阿胶，待其溶化后加入蛋黄和盐，搅拌均匀，煮沸，关火即可。

用法 ／ 温服，每日2次，随量。

功效 ／ 补虚养血、滋阴润燥、止血息风，对于体虚乏力、血虚萎黄、虚劳咳嗽等症状具有明显的缓解作用。

芥菜生姜汤

材料少／材料易得／制作时间短

材料 ／ 鲜芥菜500克，生姜片、盐各适量。

制法 ／ 将鲜芥菜洗净，切段；将鲜芥菜与生姜片一同放入锅中，加入1000毫升清水，煮至约剩600毫升；加入盐调味即可。

用法 ／ 饮汤，芥菜可吃可不吃，每日1剂，分2次服用。

功效 ／ 适用于由风寒束表引起的头痛、咳嗽、痰白难出、筋骨疼痛等症状。

枳实薤白桂枝汤

制作时间短

材料 ／ 枳实、厚朴、瓜蒌各12克，薤白9克，桂枝6克。

制法 ／ 先煮厚朴、枳实，然后加入瓜蒌、薤白、桂枝煎煮，去渣取汁。

用法 ／ 每日1剂，分2次服用。

功效 ／ 适用于咳嗽。

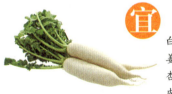

宜 白萝卜、生姜、葱白、杏、金橘、橘皮、鲤鱼。

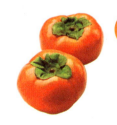

忌 柿子、薄荷、李子、乌梅、桃、螃蟹。

【0成本按摩方】·肺俞穴

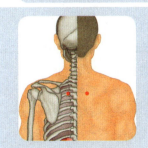

标准定位：在背部，第3胸椎棘突下，后正中线旁开1.5寸处。

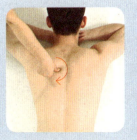

按摩方法：让被按者采取俯卧的姿势，按摩者以手指指腹或指间关节向下按压，并做圈状按摩。

哮喘

【病症解析】

❶ 哮喘大致分为外源性哮喘、内源性哮喘、混合性哮喘等，是由多种细胞，特别是肥大细胞、嗜酸性粒细胞和T淋巴细胞参与的慢性气管炎症。

❷ 哮喘的主要症状为反复发作的咳嗽、喘息、胸部憋闷，常为带哮鸣音的呼气性呼吸困难。发作时胸廓饱满，叩诊呈过清音，听诊可闻及肺内广泛哮鸣音等。

金瓜饴糖汁

材料少／材料易得／制作时间短

材料／ 金瓜1000克，饴糖500克，生姜汁60毫升。

制法／ 将金瓜洗净，切小块，煮透，去渣取汁，浓缩，加入饴糖，熬10分钟；倒入生姜汁，搅拌均匀即成。

用法／ 最好在哮喘高发期前连服2个月，每日2次，早、晚各服15克，用沸水冲服。

功效／ 可预防支气管哮喘发作。

止哮平喘方

材料易得／制作时间短

材料／ 苏子、地龙、前胡、川芎各15克，射干、黄芩、白鲜皮、刘寄奴各10克，苦参、麻黄各5克。

制法／ 将上述材料以水煎煮2次，取汁约300毫升。

用法／ 每日3次，每次50毫升。每2日1剂，分6次温服。

功效／ 止哮平喘、活血化瘀。

核桃杏仁生姜汤

材料易得／制作时间短

材料／ 核桃仁25克，杏仁、生姜各10克，蜂蜜适量。

制法／ 将生姜洗净，与核桃仁、杏仁分别捣碎，一同放入锅中，加入400毫升清水，煮沸；加入蜂蜜，煮沸；改用小火，焖10分钟即成。

用法／ 每日1剂，分2次服用，连服数月。

功效／ 补肾润肺、止咳定喘。适用于久患哮喘、体质虚弱、气短喘促者。

黑芝麻生姜蜜饮

材料易得／制作时间短

材料／ 黑芝麻50克，生姜5片，白砂糖、蜂蜜各适量。

制法／ 将黑芝麻炒香；将生姜捣成汁，去渣；将白砂糖、蜂蜜混合均匀，调成蜜糖；将黑芝麻与生姜汁拌在一起，炒一下，在晾凉后与蜜糖混合均匀，装入瓶中待用。

用法／ 每日早、晚各服3~5克。

功效／ 适用于肺虚喘症。

蚯蚓方

材料少／材料易得

材料／蚯蚓适量。

制法／将蚯蚓烘干，研成粉末。

用法／每次3克，每日3次。

功效／适用于热喘，症见喘而烦热、咽干或痛、口渴、痰黄稠。

白芍甘草茶

材料少／材料易得

材料／甘草20克，白芍30克。

制法／将上述材料一同研成粉末。

用法／将粉末分包为两包，用适量开水冲泡，每次泡1包，每日1剂，代茶饮用。

功效／解痉平喘，能有效地缓解哮喘症状。

露蜂房方

材料少／制作时间短

材料／露蜂房30克，醋60毫升。

制法／将露蜂房和醋以水煎煮，去渣取汁。

用法／每日1剂，分2次服用。

功效／适用于哮喘。

海螵蛸方

材料少／制作时间短

材料／海螵蛸、红糖各适量。

制法／将海螵蛸在瓦上焙枯，研成粉末。

用法／成人每次25克，小儿每次10克，以红糖水冲服。

功效／适用于哮喘。

陈醋冰糖方

材料少／材料易得／制作时间短

材料／冰糖500克，陈醋500毫升。

制法／将冰糖与陈醋一同放入砂锅中，用小火熬至冰糖全化，在冷却后装瓶。

用法／每日早、晚空腹各服10毫升。

功效／适用于久咳、气喘、多痰者。

薄荷橘皮紫苏饮

材料少／材料易得／制作时间短

材料／薄荷15克，干橘皮、紫苏各10克。

制法／将上述材料以水煎煮，去渣取汁。

用法／每日1剂，分2次服用。

功效／适用于由外感风寒引起咳嗽气喘者。

猪胰苦酒方

材料少／制作时间短

材料／猪胰1个，苦酒300毫升。

制法／以苦酒煮猪胰，煮熟即可。

用法／每日取适量服用。

功效／益肺补脾、解毒止咳，可缓解久喘咳嗽症状。

灵芝糖浆

材料少／材料易得／制作时间短

材料／灵芝50克，黑糖浆500毫升。

制法／将切碎的灵芝同黑糖浆一起加热并煮沸，过滤冷却即可。

用法／用温开水送服，每次10～15毫升，每日3次。

功效／益气。适用于单纯性、顽固性哮喘。

椒目方

材料少／材料易得／制作时间短

材料 ／ 椒目适量。

制法 ／ 将椒目研成粉末，装入胶囊壳中。

用法 ／ 每次3克，每日3次。

功效 ／ 除痰平喘。适用于支气管哮喘，症见呼吸急促、喉中痰鸣、胸闷气短、口渴等。

复方麻黄膏

材料易得／制作时间短

材料 ／ 麻黄、紫菀、杏仁各33克，川贝母15克，生姜汁、芝麻油各30毫升，蜂蜜适量。

制法 ／ 将前4种材料一同研成粉末；将芝麻油煮沸1或2次，加入蜂蜜，煮沸；加入生姜汁，煮沸；将上述粉末置于其中，煮5～6分钟即可成药膏，储存在密闭瓶中。

用法 ／ 本方剂量为1个疗程的用量，分14日服完，应在饭后30分钟用温开水送服，每次3克，每日2次。坚持服用2个疗程，疗程间隔为7日。

功效 ／ 宣肺定喘，止咳化痰。适用于表现为呼吸急促、胸闷气促等症状的支气管哮喘。

白芥子凤仙花根方

材料少／材料易得／制作时间短

材料 ／ 白芥子90克，凤仙花根150克，轻粉6克。

制法 ／ 将上述材料一同熬成药膏。

用法 ／ 将药膏贴于胸椎第1～5节处，在3小时后撕下。

功效 ／ 适用于寒性哮喘之痰清稀、不发热者，伴有黄痰、发热症状的热喘者忌用。

川贝橘草方

材料易得／制作时间短

材料 ／ 川贝母、杏仁、橘红、生石膏各30克，生甘草10克，明矾3克，雪梨6个，冰糖150克。

制法 ／ 将生石膏、杏仁、橘红、生甘草以水煎煮，去渣取汁，约1小碗；将明矾溶于水中；将雪梨去皮，去核，打烂；将川贝母打碎，与冰糖一起放在大碗中；将药汁及明矾水倒入大碗中，放入蒸锅中隔水蒸1小时即可。

用法 ／ 每日2次，每次5～10克。

功效 ／ 适用于热性哮喘。

化痰平喘方

材料易得／制作时间短

材料 ／ 炙麻黄、杏仁、桂枝、陈皮、半夏、苏子各9克，炙甘草6克。

制法 ／ 将上述材料以水煎煮，去渣取汁。

用法 ／ 每日1剂，分2次饮用。

功效 ／ 理气降逆、化痰平喘。适用于支气管哮喘。

桑白皮紫苏杏仁汤

材料易得／制作时间短

材料 ／ 杏仁、冬瓜子、地龙、熟地黄、山药各15克，桑白皮、紫苏、炙麻黄、天花粉、甘草各10克。

制法 ／ 将上述材料以水煎煮，去渣取汁。

用法 ／ 每日1剂，分早、晚2次服用。

功效 ／ 滋阴润燥、清肺平喘。

备注 ／ 本方中的麻黄用量较大，心功能不全者慎用。

麻黄蜜方

材料少／材料易得／制作时间短

材料 / 麻黄250克，白蜜200克。

制法 / 将麻黄和白蜜研成粉末并搅拌均匀；加入3碗清水，放入器皿中封盖；放入锅中蒸熟。

用法 / 每日5～10克。

功效 / 适用于慢性支气管炎、哮喘者。

胡椒杏仁蛋方

材料易得／制作时间短

材料 / 胡椒、杏仁、桃仁、糯米、栀子各8粒，鸡蛋（取蛋清）1枚。

制法 / 将胡椒、杏仁、桃仁、糯米、栀子一同研成粉末，加入蛋清，做成药膏。

用法 / 取药膏敷于双脚上的涌泉穴（脚心）上，用纱布覆盖，用胶布固定，敷至药膏变干为止。每日1剂，连用3剂为1个疗程。

功效 / 对支气管哮喘有较好的辅助疗效。

白砂糖鸡苦胆

材料少／材料易得／制作时间短

材料 / 鸡苦胆2～4个，白砂糖适量。

制法 / 取胆汁烘干，与白砂糖搅拌均匀即可。

用法 / 每日1剂，分2次服用，5日为1个疗程。儿童减半。

功效 / 宣肺定喘。适用于支气管哮喘，对由百日咳引起的哮喘也有不错的疗效。

罗汉果柿饼汤

材料少／材料易得／制作时间短

材料 / 罗汉果1个，柿饼3个，冰糖适量。

制法 / 将罗汉果洗净，与柿饼一同放入锅中，加入适量清水，煎汤；加入冰糖调味即可。

用法 / 每日1剂，分3次服用。

功效 / 化痰止咳。适用于老年支气管哮喘。

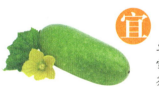

宜 豆腐、花生、雪梨、萝卜、芥菜、桂花、大蒜、冬瓜、丝瓜。

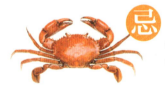

忌 螃蟹、蚌肉、蛤蜊、鹅肉、带鱼、黄鱼。

【0成本按摩方】·膻中穴

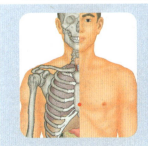

标准定位：在胸部，前正中线上，平第4肋间，男性于胸骨中线与两乳连线的交点处取穴，女性于胸骨中线平第4肋间隙处取穴。

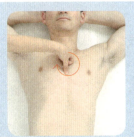

按摩方法：以拇指或中指的指腹抵住穴位并向下按压，同时做圈状按摩。

支气管炎

【病症解析】

1. 支气管炎分为急性支气管炎和慢性支气管炎。
2. 急性支气管炎的病程漫长，时轻时重。初起时，有鼻塞、打喷嚏、咽痛、咽痒、声音嘶哑、发热等症状。
3. 慢性支气管炎多伴有长期咳嗽症状，咳时有痰，痰通常呈白色，有泡沫，表现为反复发作。

白鲜皮汤

材料少／材料易得／制作时间短

材料 / 白鲜皮6～9克。

制法 / 将白鲜皮以水煎煮，去渣取汁。

用法 / 每日1剂，分早、晚2次服用。7剂为1个疗程，在服完1个疗程后停服1日。疗程视病情而定。

功效 / 祛风除湿、化痰止咳。适用于慢性支气管炎。

润肺止咳汤

材料少／材料易得／制作时间短

材料 / 杏仁10克，大鸭梨1个，冰糖适量。

制法 / 将杏仁去皮，去尖，捣碎；将鸭梨洗净，去皮，去核，切块；将冰糖捣碎；向砂锅中加入适量清水，放入杏仁碎、鸭梨块，用大火煮沸；改用小火煮15～20分钟；加入冰糖调味即可。

用法 / 每日1剂，代茶饮用。

功效 / 润肺止咳。适用于急性支气管炎，燥咳尤宜。

葡萄酒

材料少／材料易得

材料 / 鲜葡萄（捏破皮）、白砂糖各500克，白酒500毫升。

制法 / 将鲜葡萄、白砂糖浸泡于白酒中，在15日后，用纱布过滤，取汁装瓶即可。

用法 / 每次15毫升，睡前饮用。

功效 / 生津、润肺、止咳。适用于支气管炎见慢性咳嗽反复发作、痰多、脉滑数、苔腻等症状。

木香麻黄方

制作时间短

材料 / 木香15克，麻黄12克，胡颓子叶、杏仁、重楼、虎杖、羊蹄根各10克。

制法 / 将上述材料以水煎煮3次，每次取300毫升药汁，合并药汁即可。

用法 / 每日1剂，分3次服用，每次300毫升。小儿酌减。

功效 / 宣肺止咳、化痰平喘。适用于由急、慢性支气管炎引起的咳嗽、痰多等症状。

百部方

材料少／材料易得／制作时间短

材料／ 百部20克，白砂糖适量。

制法／ 将百部以水煎煮2次，合并药汁60毫升，加入白砂糖。

用法／ 每次20毫升，每日3次。

功效／ 适用于支气管炎。

沙棘葡萄干方

制作时间短

材料／ 沙棘30克，葡萄干20克，广木香、甘草各15克，栀子10克，冰糖适量。

制法／ 将上述材料一同研成粉末，过筛，混合均匀。

用法／ 每次取2～4克粉末，用温开水送服，每日3或4次。

功效／ 清热、化痰、止咳、消喘。适用于急、慢性气管炎。

杏仁米醋方

材料少／材料易得

材料／ 杏仁、米醋、白砂糖各500克。

制法／ 将上述材料一同放入广口玻璃瓶或搪瓷瓶中，密封，置于阴凉通风处，泡110天。

用法／ 每日早上空腹吃4粒泡好的杏仁，饮2克糖醋汁。

功效／ 适用于慢性支气管炎。

清肺化痰方

制作时间短

材料／ 鱼腥草、败酱草、薏苡仁各30克，桑白皮15克，茯苓、炒白术各12克，黄芩、贝母、杏仁、桔梗、炙甘草各6克。

制法／ 将上述材料以水煎煮，去渣取汁。

用法／ 每日1剂，分2次服用。

功效／ 清肺、化痰、健脾。

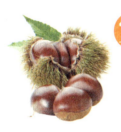 **宜** 花生、金橘、山药、芥菜、猪肺、栗子、羊肉、干橘皮、萝卜。

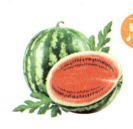 **忌** 蚌肉、螃蟹、蛤蜊、柿子、香蕉、西瓜、罗汉果、石榴、荸荠、丝瓜、薄荷。

【0成本按摩方】·大椎穴

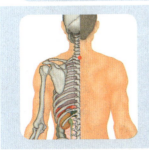 标准定位：在后正中线上，第7颈椎棘突下陷中。

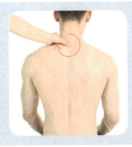 按摩方法：以手指指腹或指间关节向下按压，并做圈状按摩。

高血压

【病症解析】

❶ 高血压是以体循环动脉血压[收缩压和（或）舒张压]升高为主要特征（收缩压≥140毫米汞柱，舒张压≥90毫米汞柱），可伴有脑、心、肾等器官的功能或器质性损害的临床综合征。

❷ 高血压主要由情绪失调、饮食失节和内伤虚损导致的肝肾功能失调所引起。

❸ 成人的收缩压≥140毫米汞柱和（或）舒张压≥90毫米汞柱，即可诊断为高血压。除继发性高血压外，其他高血压常伴有头痛、头晕、耳鸣、健忘、失眠、心悸等症状。

菊槐茶

材料少／材料易得／制作时间短

材料／干燥的菊花、槐花各15克。

制法／将菊花和槐花放入茶壶中，用沸水冲泡约15分钟后即可饮用。也可以将菊花和槐花按一定量装入纱布袋中，做成茶包，每次取茶包泡水。

用法／代茶饮用。

功效／菊花能清热解毒、疏风散热；槐花具有清热、止血、镇痛的功效。此茶适合高血压患者饮用，可以预防冠心病、脑出血、脑血栓等。

茭白芹菜汤

材料少／材料易得／制作时间短

材料／茭白100克，芹菜50克。

制法／将上述材料以水煎煮，去渣取汁。

用法／每日1剂，分早、晚2次服用。

功效／降压、润肠、清热。适用于高血压。

山楂白术茶

材料少／材料易得／制作时间短

材料／山楂25克，白术15克。

制法／将山楂、白术一同放入砂锅中，加入适量清水，煮沸；再煮20分钟左右，去渣取汁。

用法／代茶温饮，每日1剂，药渣可重复使用。

功效／适用于胃纳欠佳、面色萎黄、神疲乏力的高血脂、高血压患者。

麦芽牛膝茶

材料少／材料易得／制作时间短

材料／麦芽30克，牛膝20克，白芍15克。

制法／将上述材料用清水过滤，放入砂锅中，加入适量清水，煮沸；再煮20分钟即可。

用法／代茶温饮，每日1剂。

功效／麦芽能健胃消食，对于治疗米面薯芋食滞证非常有效，还能疏肝解郁、降低血糖；牛膝具有抗菌消炎、止痛、降血压等作用；白芍能养血养阴、益肝止痛。此茶可养血柔肝、活血降压。

罗布麻茶

材料少／材料易得／制作时间短

材料／ 罗布麻叶3～6克。

制法／ 将罗布麻叶用清水过滤，用沸水冲泡5分钟左右即可。也可以将罗布麻叶按一定量装入纱布袋中，扎紧袋口，每次取1袋冲泡。

用法／ 代茶饮用，每日1剂。

功效／ 软化血管，双向调节血压。适用于高血压。

温胆汤

材料易得／制作时间短

材料／ 夜交藤、珍珠母各30克，茯苓15克，竹茹12克，法半夏、陈皮、石菖蒲各9克，甘草、枳实、黄连、炙远志各6克。

制法／ 将上述材料以水煎煮，去渣取汁。

用法／ 每日1剂，分2次服用。

功效／ 适用于原发性高血压。

黄连解毒汤

材料易得／制作时间短

材料／ 黄芩3克，黄连、黄柏各1.5克，栀子1～3克。

制法／ 将上述材料以水煎煮，去渣取汁。

用法／ 每日1剂，分3次服用。

功效／ 泻火解毒。适用于高血压，症见面红烦躁、渴喜冷饮、头昏眼花、舌红苔黄、脉数有力。

芹香苹果方

材料少／材料易得／制作时间短

材料／ 芹菜段50克，香菜段25克，苹果1个。

制法／ 将上述材料洗净；将苹果切片；向锅中加入适量清水并煮沸；放入芹菜段和苹果片，煮熟；放入香菜段即可。

用法／ 佐餐食用。

功效／ 止渴、生津润燥、清头目、平肝。适用于高血压。

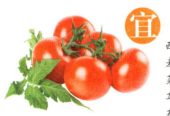

宜 西红柿、荞麦、绿豆、芹菜、苦瓜、苹果、梨、香蕉、核桃。

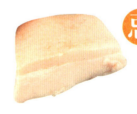

忌 肥肉、猪肝、猪肾、鸭蛋、胡椒、人参、咸菜。

【0成本按摩方】·风池穴

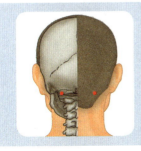

标准定位：在颈后区枕骨之下，胸锁乳突肌上端与斜方肌上端之间的凹陷中。

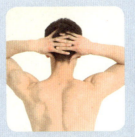

按摩方法：在自行按摩时，以双手的拇指分别抵住两边的穴位，其余手指可盖住头部，用力按压4或5次。

低血压

【病症解析】

❶ 低血压是指体循环动脉压力低于正常值的状态。

❷ 世界卫生组织对低血压的诊断尚无统一标准，一般认为，成年人的上肢动脉血压低于90/60毫米汞柱即可称为低血压。

❸ 低血压的主要症状为头晕、头痛、食欲不振、疲劳、脸色苍白、消化不良、晕车等；严重症状包括直立性眩晕、四肢冰冷、心悸、呼吸困难、发音含糊，甚至昏厥等。

党参黄芪方

材料易得／制作时间短

材料／党参、黄芪各12克，法半夏、茯苓、白芍、钩藤各10克，菊花6克，当归3克，生姜3片，红枣3枚。

制法／将上述材料以水煎煮，去渣取汁。

用法／每日1剂。

功效／适用于老年体位性低血压。

制附片枸杞

材料易得／制作时间短

材料／补骨脂、黄精各12克，熟地黄、山茱萸、制附片各10克，肉桂、淫羊藿、枸杞子各9克。

制法／将上述材料以水煎煮，去渣取汁。

用法／每日1剂，分2次服用。

功效／温肾填精。适用于由肾精亏损导致的低血压，临床症状主要有头晕耳鸣、健忘、腰酸腿软、神疲嗜睡、畏寒、手脚不温、夜尿多、苔薄白、脉沉细。

山药米茶

材料易得／制作时间短

材料／山药、黑芝麻、藕粉、粳米、白砂糖各50克。

制法／将黑芝麻、粳米均炒熟，与山药一同研成粉末；加入藕粉和白砂糖并搅拌均匀，做成茶末。

用法／每次取约20克茶末，用白开水冲服，每日1剂。

功效／补气养血、提升血压。适用于气血两虚型低血压。

熟地黄山药方

制作时间短

材料／熟地黄24克，山药、山茱萸、菟丝子、鹿角、杜仲各12克，枸杞子、当归各9克，肉桂、制附子各6克。

制法／将上述材料以水煎煮2次，将2次的药汁混合均匀即可。

用法／温服，每日1剂。

功效／滋阴壮阳。适用于原发性、直立性低血压。

生地黄炙甘草方

制作时间短

材料 / 生地黄30克，炙甘草15克，麦冬、火麻仁各10克，生姜、桂枝各9克，人参、阿胶各6克，红枣6枚。

制法 / 将上述材料以水煎煮，去渣取汁。

用法 / 每日1剂，分早、晚2次服用。

功效 / 助阳化气、养阴生津。适用于慢性、体质性低血压。

茯苓甘草方

材料少 / 材料易得 / 制作时间短

材料 / 茯苓15克，甘草12克，五味子6~12克。

制法 / 将上述材料以水煎煮，去渣取汁。

用法 / 每日1剂，分早、晚2次服用。

功效 / 健脾益肾、调理气血。适用于低血压。

补益心脾方

材料少 / 材料易得 / 制作时间短

材料 / 当归12克，黄芪、白术、陈皮各10克，党参、炙甘草、熟地黄、葛根各9克。

制法 / 将上述材料以水煎煮，去渣取汁。

用法 / 每日1剂，分2次服用。

功效 / 补益心脾。适用于由心脾两虚导致的低血压，其临床症状主要有神疲气短、肢体倦怠、动则头晕目眩、心悸、自汗、食少、面黄、苔薄、舌质淡、手脚不温、脉细弱。

人参莲子汤

材料少 / 材料易得 / 制作时间短

材料 / 人参、莲子各10克，冰糖30克。

制法 / 将人参、莲子分别洗净，放入适量清水中；加入冰糖一起煎煮，直至莲子肉烂熟。

用法 / 每日1剂，连服3日。

功效 / 适用于低血压。

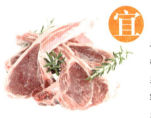

宜　羊肉、公鸡、胡椒、辣椒、韭菜、龙眼、红枣、核桃、生姜。

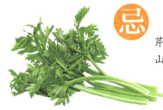

忌　芹菜、冬瓜、山楂、红豆。

【0成本按摩方】·百会穴

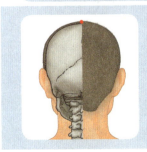

标准定位：在头部，前发际正中直上5寸处。

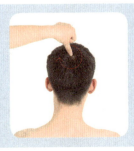

按摩方法：用大拇指指腹做圈状按揉，有酸胀、刺痛的感觉。每次按揉1~3分钟。

冠心病

【病症解析】

❶ 冠心病是冠状动脉粥样硬化性心脏病的简称，是指冠状动脉粥样硬化使血管腔狭窄或阻塞导致心肌缺血、缺氧而引起的心脏病。

❷ 冠心病常表现为心绞痛，即胸腔中央发生一种压榨性的疼痛，并可放射至颈、下颌、手臂、后背及胃部。其他可能出现的症状有眩晕、气促、出汗、恶心及昏厥。严重的患者可能因为心力衰竭而死亡。

银杏茶

材料少／材料易得／制作时间短

材料／制好的干银杏叶2或3片。

制法／将银杏叶浸泡在一杯沸水中，在10～15分钟后去渣取汁即可。

用法／代茶饮用，每日1次。

功效／银杏具有降低血清胆固醇、扩张冠状动脉的功效。此茶可以辅助治疗肺虚咳喘、冠心病之心绞痛、高脂血症等。

山楂益母茶

材料少／材料易得／制作时间短

材料／山楂（干品）20克，益母草10克，茶叶5克。

制法／将上述材料放入杯中，用沸水冲泡。

用法／代茶饮用，每日2剂。

功效／可缓解心肌缺血症状。益母草具有活血调经、利尿消肿、解毒去瘀、益精明目的功效；搭配消食化积、降血压的山楂，效果更佳。此茶适用于心血瘀阻型冠心病。

延胡索方

材料少／制作时间短

材料／延胡索15克。

制法／将延胡索以水煎煮，去渣取汁。

用法／每日1次。

功效／适用于冠心病。

白茯苓散

材料易得

材料／白茯苓、人参（去芦头）各50克，防风（去芦头）、远志（去心）、白术各25克，桂心、桔梗（去芦头）、枳壳（麸炒微黄，去瓤）、诃子（煨，用皮）、半夏（烫洗7遍去滑，微炒）各0.9克，甘草（炙微赤，锉）0.3克，生姜半片，红枣3枚。

制法／将上述除生姜和红枣外的材料一同研成粉末。

用法／每次取15克粉末，冲入适量沸水，加入生姜半片、红枣3枚，泡10分钟；去渣温服，不拘时。

功效／辅助治疗由冠心病引起的胸胀闷疼痛，动则更甚，神倦怯寒等症状。

茉莉花茶

材料少／材料易得／制作时间短

材料／ 茉莉花3克，冰糖适量。

制法／ 将茉莉花放入杯中，以85℃左右的热水冲泡，盖好杯盖，闷泡3分钟左右。在泡好茶后，可依个人口味加入适量冰糖，搅拌均匀即可。

用法／ 代茶饮用。

功效／ 茉莉花香气清新，有理气止痛、消肿解毒、舒缓精神、清心解郁、增强免疫力的功效。经常饮用此茶，对由冠心病引起的心悸气短、头痛、头晕有一定的疗效。

醋茶

材料少／材料易得／制作时间短

材料／ 绿茶、醋各适量。

制法／ 将冲泡好的绿茶煮沸，加入适量醋即可。

用法／ 代茶饮用。

功效／ 醋对人体健康有益，可以帮助消化、增强食欲、提神解乏、缓解偶发性头痛症状，还能杀菌、活血、止痛。此茶适合冠心病患者饮用。

三七丹参茶

材料少／材料易得／制作时间短

材料／ 丹参15克，何首乌11克，三七5克，乌龙茶3克。

制法／ 将丹参、何首乌、三七用清水过滤并切碎，与乌龙茶一起用沸水冲泡，在20分钟左右后去渣取汁。

用法／ 代茶饮用，2日1次。

功效／ 三七可补血；何首乌有助于降血压，改善心肌缺血；丹参可活血安神，除烦散结。此茶适用于冠心病。

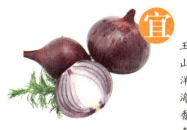
宜 玉米、燕麦、山楂、大蒜、洋葱、竹笋、海带、紫菜、香菇、南瓜、青鱼、柑橘。

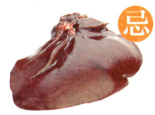
忌 肥肉、猪肝、猪肾、鸭蛋、白酒、浓茶、咖啡、辣椒、芥末。

【0成本按摩方】·心俞穴

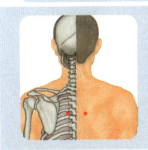
标准定位：在背部，第5胸椎棘突下，后正中线旁开1.5寸处。

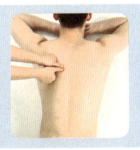
按摩方法：让被按者采取俯卧的姿势，按摩者以两手拇指指腹同时稍用力按压穴位。

高脂血症

【病症解析】

1. 高脂血症是脂肪代谢或运转异常使人体血液中的血脂含量超出正常范围的疾病。
2. 中医认为，高脂血症主要是由于脾胃功能失调、气血失和、生成痰湿和血瘀导致的。
3. 高脂血症的临床症状主要有头痛、头晕目眩、四肢麻木、胸部闷痛、气促心悸等。

山楂陈皮龙井茶

材料少／材料易得／制作时间短

材料／ 龙井茶、山楂各10克，陈皮5克。
制法／ 将上述材料用200毫升矿泉水（冷）浸泡4小时以上。
用法／ 每日1剂，代茶饮用；高血压患者用沸水冲泡，饮用时加少许蜂蜜。
功效／ 可缓解高脂血症的症状。

萆薢方

材料少／材料易得／制作时间短

材料／ 萆薢适量。
制法／ 将萆薢研成粉末。
用法／ 每次5克，用温开水送服，每日3次。30日为1个疗程。
功效／ 适用于高脂血症。

茵陈茶

材料少／材料易得／制作时间短

材料／ 茵陈15克。

制法／ 将茵陈以水煎煮。
用法／ 代茶饮用。
功效／ 适用于高脂血症。

加味乌龙茶

材料易得／制作时间短

材料／ 何首乌30克，乌龙茶3克，冬瓜皮、槐角各18克，山楂肉15克。
制法／ 将何首乌、冬瓜皮、槐角、山楂肉以水煎渣，去渣取汁，冲乌龙茶。
用法／ 代茶饮用，每日1剂。
功效／ 利尿、降血脂。适用于高脂血症。

灵芝决明子汤

材料易得／制作时间短

材料／ 泽泻、决明子各15克，赤芍12克，灵芝、山楂各9克。
制法／ 将上述材料以水煎煮，去渣取汁。
用法／ 每日1剂，分2次服用。
功效／ 通便、降血脂。

二根茶

材料 / 山楂根、茶树根、荠菜花、玉米须各10克。

制法 / 将山楂根、茶树根研成粉末；将荠菜花、玉米须切碎；将上述材料以水煎煮。

用法 / 代茶饮用，每日1剂。

功效 / 降血脂、化浊、利尿、降血糖。适用于高脂血症。

山楂荷叶茶

材料易得／制作时间短

材料 / 干荷叶60克，茶叶50克，花生叶15克，山楂、生薏苡仁各10克，干橘皮5克。

制法 / 将上述材料一同研成粉末，用沸水冲泡。

用法 / 代茶饮用，每日1剂。

功效 / 消食、降血脂。

山楂枸杞茶

材料少／材料易得／制作时间短

材料 / 山楂、枸杞子各20克。

制法 / 将上述材料放入杯中，用沸水冲泡，温浸10分钟。

用法 / 代茶饮用，每日1剂。

功效 / 滋补肝肾、益精明目、消食健胃、降血脂、降血压。

女贞子茶

材料少／材料易得／制作时间短

材料 / 女贞子30～40克。

制法 / 将女贞子以水煎煮，去渣取汁。

用法 / 代茶饮用，每日1剂。2个月为1个疗程。

功效 / 适用于高脂血症。

杜仲茶

材料少／材料易得／制作时间短

材料 / 杜仲叶、乌龙茶各5克。

制法 / 将上述材料洗净，用沸水冲泡，加盖闷泡5分钟即可。

用法 / 代茶饮用，每日1剂。

功效 / 此茶浓香、味美，具有补肝肾、强筋骨、降血压的功效。适用于高血压、高脂血症、心脏病等。

消脂酒

材料易得

材料 / 山楂、泽泻、丹参、香菇各30克，白酒500毫升，蜂蜜150克。

制法 / 将山楂、泽泻、丹参、香菇切成薄片，放在容器中；加入白酒，密封，浸泡14日；去渣，加入蜂蜜，搅拌均匀即可。

用法 / 每次20～30毫升，每日2次。

功效 / 健脾益胃、活血消脂。

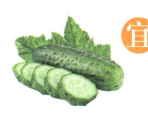

宜 玉米、荞麦、燕麦、黄瓜、青蒜、韭菜、茄子、竹笋。

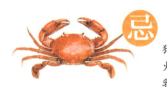

忌 猪肝、香肠、火腿、螃蟹、乳品、鸡汤。

慢性胃炎

【病症解析】

❶ 慢性胃炎是由各种病因（如感染、免疫等）引起的非特异性慢性胃黏膜炎症性病变。常见的慢性胃炎有慢性浅表性胃炎、慢性糜烂性胃炎和慢性萎缩性胃炎。

❷ 慢性胃炎的临床症状有贫血、消瘦、舌淡、腹泻、腹痛、呕血、黑便等。症状常反复，无规律性腹痛，疼痛经常出现在进食过程中或餐后，轻者为间歇性隐痛或钝痛，重者为剧烈绞痛。

山药羊乳方

材料少／材料易得／制作时间短

材料／ 山药50克，羊乳500毫升，白砂糖适量。

制法／ 将山药洗净，去皮，切块，放入锅中，炒至微黄，研成粉末；将羊乳煮沸，加入山药末和白砂糖，搅拌均匀即可。

用法／ 每日1次。

功效／ 益气养阴、补肾健脾。适用于慢性胃炎。

糖炸生姜

材料少／制作时间短

材料／ 生姜、白砂糖、香油各适量。

制法／ 将生姜洗净，切成薄片，带汁放入白砂糖中，均匀地蘸一层白砂糖，再放入烧至七成热的香油锅内煎炸，待姜片颜色变深后即可出锅。

用法／ 每次2片，趁热吃下，每日2或3次。

功效／ 适用于慢性胃炎。

洋葱酒

材料少／材料易得

材料／ 洋葱（新鲜）30克，红葡萄酒300毫升，35度的蒸馏酒200毫升。

制法／ 将洋葱去皮，切掉蒂头，洗净，沥干，切成细丝，放进玻璃瓶中；倒入红葡萄酒和蒸馏酒，密封放置在阴凉干燥处；在浸泡2个星期后，将汁过滤到窄口玻璃瓶中。

用法／ 直接饮用，或加冰块饮用，或加蜂蜜和柠檬饮用。

功效／ 发散风寒、健胃消食。

麦芽茶

材料少／材料易得／制作时间短

材料／ 麦芽10克，绿茶3克。

制法／ 将麦芽洗净并过滤，与绿茶一起放入茶杯中；加入适量沸水冲泡，泡约5分钟即可。

用法／ 代茶饮用，每日1或2剂。

功效／ 温中补气。适用于由肝胃蕴热导致的慢性胃炎。

止呕方

制作时间短

材料 / 党参、麦芽、焦山楂各15克，白芍、白术、茯苓各12克，炒枳壳、生姜、半夏、紫苏梗各10克，柴胡9克，炙甘草5克。

制法 / 将上述材料以水煎煮，去渣取汁。

用法 / 每日1剂。

功效 / 疏肝健脾。适用于慢性胃炎，中医辨证属肝郁脾虚证者。

甘蔗葡萄酒（生姜汁）

材料少／材料易得／制作时间短

材料 / 甘蔗、葡萄酒（或生姜汁）各适量。

制法 / 将新鲜的甘蔗榨汁，取15～20毫升，与20毫升葡萄酒混合均匀即可。也可以将30毫升甘蔗汁与少许生姜汁混合均匀。

用法 / 每日早、晚各1次。

功效 / 适用于慢性胃炎。

老姜红糖膏

材料少／材料易得／制作时间短

材料 / 老姜、红糖各60克。

制法 / 将老姜洗净，捣碎取汁，隔水蒸；待水沸腾后，加入红糖，等红糖溶化即可。

用法 / 每日1剂，分2次服用。

功效 / 温中散寒、和胃止痛。适用于因胃寒而疼痛者。

红糖芝麻泥

材料少／材料易得／制作时间短

材料 / 红糖500克，黑芝麻250克，九制陈皮2袋。

制法 / 将红糖、黑芝麻、九制陈皮和匀并研成粉末。

用法 / 每次6克，用温开水送服，每日3次。

功效 / 健脾、理气、润燥。适用于慢性胃炎、胃溃疡。

备注 / 中医认为芝麻是一种发物，因此疮毒、湿疹等皮肤病患者应慎食。

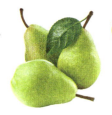

宜 梨、鸡肉、鸭肝、鲤鱼、紫菜、冬瓜、杏、柿子。

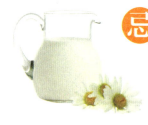

忌 牛奶、油条、肥肉、咸菜、腊肠、辣椒、浓茶。

【0成本按摩方】·胃俞穴

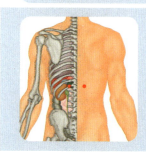

标准定位：在背部，第12胸椎棘突下，后正中线旁开1.5寸处。

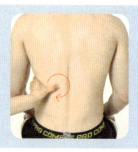

按摩方法：以手指指腹或指间关节按压，并做圈状按摩。

急性胃肠炎

【病症解析】

1. 急性胃肠炎是胃肠黏膜的急性炎症。
2. 本病常见于夏季和秋季，其发生多是因为饮食不当、暴饮暴食，或者食入生冷腐馊、秽浊不洁的食品。多以细菌或病毒感染为诱因，常见集体发病。
3. 急性胃肠炎的临床症状主要有恶心、呕吐、腹痛、腹泻、发热等。

艾叶生姜茶

材料少 / 材料易得 / 制作时间短

材料 / 艾叶9克，生姜2片，红茶6克。

制法 / 将艾叶、生姜、红茶一同以水煎煮，去渣取汁。

用法 / 每日2或3次。

功效 / 利湿散寒。适用于寒湿型急性胃肠炎，症见暴起上吐下泻、便稀如水、腹痛肠鸣、脘腹胀满、身重肢冷。

韭菜方

材料少 / 材料易得 / 制作时间短

材料 / 韭菜适量。

制法 / 将韭菜连根洗净，捣碎取汁，约100毫升。

用法 / 每日2或3次，连用3～5日。

功效 / 适用于寒湿型急性胃肠炎。

葱白方

材料少 / 材料易得 / 制作时间短

材料 / 葱白适量。

制法 / 将葱白捣碎并炒熟。

用法 / 将葱白碎放于肚脐上，用胶布固定来暖肚脐，每日1或2次，连用数日。

功效 / 适用于急性胃肠炎。

生姜绿茶

材料少 / 材料易得 / 制作时间短

材料 / 干姜丝、绿茶各3克。

制法 / 将干姜丝、绿茶用沸水冲泡，加盖泡30分钟。

用法 / 代茶饮用。

功效 / 适用于急性胃肠炎。

橘皮蜂蜜

材料少 / 材料易得 / 制作时间短

材料 / 鲜橘皮30克，蜂蜜适量。

制法 / 将鲜橘皮洗净，切碎，加入适量蜂蜜，用小火煮20分钟。

用法 / 饮汤，食鲜橘皮，每日1剂，每日1或2次。

功效 / 适用于急性胃肠炎。

双草煎

材料少／制作时间短

材料 / 鲜马鞭草、鲜鱼腥草各适量。

制法 / 将鲜马鞭草、鲜鱼腥草捣碎，加入适量凉开水，搅拌均匀，绞取药汁即可。

用法 / 每日2次。

功效 / 适用于急性胃肠炎。

枫叶方

材料少／材料易得／制作时间短

材料 / 枫叶适量。

制法 / 将枫叶以水煎煮，去渣取汁。

用法 / 每次50~100毫升，每日1次。

功效 / 适用于急性胃肠炎。

大蒜方

材料少／材料易得／制作时间短

材料 / 大蒜7头。

制法 / 将大蒜带皮用火烧至皮焦蒜熟，将皮剥掉。

用法 / 1次服完。

功效 / 适用于急性胃肠炎。

五倍子方

材料少／材料易得

材料 / 五倍子1颗。

制法 / 将五倍子研成粉末，用清水制成如绿豆大的药丸。

用法 / 将药丸放入肚脐中，用胶布固定，1~2日换一次药。

功效 / 适用于急性胃肠炎。

白扁豆方

材料少／材料易得／制作时间短

材料 / 白扁豆50克。

制法 / 将白扁豆以水煎煮。

用法 / 用温开水送服，每日2次。

功效 / 适用于急性胃肠炎之呕吐不止者。

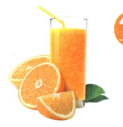

宜

藕粉、米汤、蛋汤、鲜果汁、小米粥。

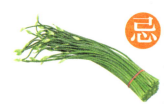

忌

芹菜、蒜薹、油条、辣椒、胡椒、茴香、甘蔗、腊肠、咸菜、咸肉。

【0成本按摩方】·大椎穴

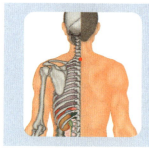

标准定位：在后正中线上，第7颈椎棘突下凹陷中。

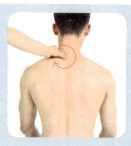

按摩方法：以手指指腹或指间关节向下按压，并做圈状按摩。

胆囊炎

【病症解析】

❶ 胆囊炎分急性胆囊炎和慢性胆囊炎两种。胆囊炎是由各种致病因素导致的胆囊炎症。

❷ 急性胆囊炎主要表现为右上腹持续性疼痛，常伴有发热、恶心、呕吐症状，少见寒战，黄疸轻。慢性胆囊炎表现为胆源性消化不良，症见上腹部闷胀、嗳气、胃部灼热等。

大黄雪金汤

材料易得／制作时间短

材料／积雪草20克，金铃子、山楂各12克，生大黄、郁金各10克。

制法／将上述材料以水煎煮，去渣取汁。

用法／每日1剂。

功效／适用于慢性胆囊炎。

备注／对于热郁化火型胆囊炎患者，可将生大黄加至12克；对于肝郁气滞型胆囊炎患者，可将生大黄减至7克；对于病后期患者，可将生大黄减至4～5克；对于大便不实者，可用制大黄；对于胁痛剧烈、出现黄疸者，可将郁金加至15克；对于湿热瘀阻型有黄疸者，可将积雪草加至30克。

败酱草方

制作时间短

材料／败酱草、茵陈、金钱草各30克，白砂糖适量。

制法／将上述材料以水煎煮至约剩1000毫升，加入白砂糖，搅拌均匀。

用法／代茶温饮。

功效／清热解毒、消炎利胆。适用于慢性胆囊炎。

归芍螺肉汤

材料易得／制作时间短

材料／当归20克，赤芍15克，干橘皮10克，田螺150克（取肉），绍兴酒、姜片、盐、味精、芝麻油各适量。

制法／将赤芍、橘皮、田螺肉分别洗净，以水煎煮2次，每次用清水250毫升，煎煮30分钟，将2次的汤汁混合均匀，去掉赤芍、橘皮；放入剩余材料，继续煮至田螺肉熟透。

用法／分2次趁热吃田螺肉、喝汤。

功效／适用于慢性胆囊炎之胃脘疼痛者。

地黄柴汤

材料易得／制作时间短

材料／栀子、泽泻、黄芩各9克，生地黄、柴胡、车前子、龙胆草、甘草、川木通各6克，当归3克。

制法／将上述材料以水煎煮2次，分别去渣取汁。

用法／将2次的药汁混合后分成2份，在早、晚饭后30分钟各服1次。

功效／清热祛湿、疏肝消炎。

王不留行方

材料少

材料／ 王不留行适量。

用法／ 将王不留行用胶带固定在相应消化系统的耳穴上，在饭后和睡前各按压15分钟，每2日换药1次。20日为1个疗程。

功效／ 适用于胆结石、胆囊炎。

备注／ 需在医生的帮助下找准穴位。

玉米须茶

材料少／材料易得／制作时间短

材料／ 玉米须100克。

制法／ 将玉米须以水煎煮，去渣取汁。

用法／ 代茶饮用，每日1剂。

功效／ 利胆排石、清热化湿。适用于急性胆管炎、胆囊炎。

金钱草茶

材料少／材料易得／制作时间短

材料／ 金钱草100克。

制法／ 将金钱草以水煎煮，去渣取汁。

用法／ 代茶饮用，每日1剂。

功效／ 利胆排石、清热化湿。适用于急性胆囊炎。

柴胡四逆散

制作时间短

材料／ 柴胡20克，大黄18克，茵陈、郁金各15克，枳实、白芍、黄芩、半夏、青皮、木香、猪苓各12克。

制法／ 将上述材料以水煎煮，去渣取汁。

用法／ 每日1剂。

功效／ 适用于急性胆囊炎。

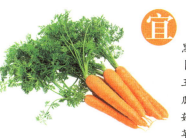 **宜** 黑木耳、胡萝卜、白萝卜、玉米须、冬瓜、丝瓜、香菇、西红柿、苹果、西瓜、梨、草莓。

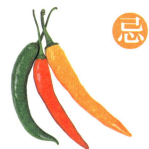 **忌** 动物肝脏、鲫鱼、松花蛋、甲鱼、白酒、螃蟹、辣椒、浓茶、咖啡。

【0成本按摩方】·肝俞穴

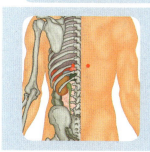 标准定位：在背部，第9胸椎棘突下，旁开1.5寸处。

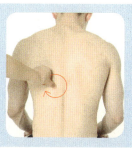 按摩方法：以手指指腹或指间关节按压，并做圈状按摩。

肝炎

【病症解析】

❶ 肝炎是肝脏的炎症。肝炎分为急性肝炎和慢性肝炎。肝炎的原因可能不同，最常见的原因是病毒感染。此外，自身免疫问题、酗酒也可能导致肝炎。

❷ 肝炎的主要症状为食欲减退，消化功能差，进食后腹胀，没有饥饿感，厌吃油腻食物，如果进食便会引起恶心、呕吐，活动后易感疲倦。

清热解毒汤

材料易得／制作时间短

材料／ 生黄芪、芡实、赤芍、红枣各30克，丹参、虎杖、白花蛇舌草、茵陈、贯众各15克，炒苍术、白术各10克，生甘草5克。

制法／ 将上述材料以水煎煮，去渣取汁。

用法／ 每日1剂，分2次服用。3个月为1个疗程。

功效／ 益气健脾、清热解毒、活血化瘀。适用于乙型肝炎。

疏肝健脾汤

材料易得／制作时间短

材料／ 薏苡仁、平地木各30克，茵陈、红藤各20克，虎杖15克，猪苓、茯苓、泽泻各12克，黄芩、柴胡、白术、桃仁、郁金各10克，苍术6克。

制法／ 将上述材料以水煎煮，去渣取汁。

用法／ 每日1剂，分2次服用。

功效／ 清热利湿、凉血解毒、疏肝解郁、活血化瘀、健脾化湿。适用于急性黄疸型乙型肝炎属肝胆失疏、脾失健运者。

茵栀利胆退黄汤

材料易得／制作时间短

材料／ 茵陈、板蓝根各30～50克，栀子10～15克，郁金、黄芩、车前子、枳壳各10克，牡丹皮、丹参、赤芍各15～20克，生大黄10～20克，甘草3克。

制法／ 将上述材料以水煎煮，去渣取汁。

用法／ 每日1剂，分2次服用。

功效／ 清热利湿、凉血解毒、疏肝解郁、利胆退黄。适用于急性病毒性肝炎。

泥鳅散

材料少／材料易得／制作时间短

材料／ 泥鳅适量。

制法／ 将泥鳅洗净，放入烘箱中烘干（温度以100℃为宜），至手能捏碎时即可取出，研成粉末。

用法／ 每次9克，在饭后用温开水送服，每日3次。小儿酌减。

功效／ 解毒祛湿、温中益气。适用于急性或亚急性、迁延性肝炎。

清热利湿方

材料易得／制作时间短

材料／茵陈蒿、土茯苓、凤尾草、滑石各12克，柴胡、黄芩、竹叶各10克，七叶一枝花、生石膏、寒水石、金银花各6克。

制法／将上述材料以水煎煮3次，将3次的药汁混合均匀即可。

用法／每日1剂。

功效／清热、利湿、解毒。适用于急、慢性肝炎证属湿毒凝结不开者，临床症状有口苦、口黏、胁胀痛、小便短赤。

凤尾草方

材料少／材料易得／制作时间短

材料／凤尾草50克，白砂糖适量。

制法／将凤尾草以水煎煮，加入白砂糖调味即可。

用法／每日1剂，分2次服用。连服5～7日为1个疗程。

功效／适用于急性病毒性肝炎。

珍珠草猪肝汤

材料少／材料易得／制作时间短

材料／猪肝100克，干珍珠草30克，盐适量。

制法／将上述材料以水煎煮，加入盐调味即可。

用法／吃肝喝汤，每日1剂，连服5～7剂。

功效／平肝清热、利水解毒。适用于急性传染性肝炎。

糯米草汤

材料少／材料易得／制作时间短

材料／糯米草60克。

制法／将糯米草以水煎煮，去渣取汁。

用法／每日1剂，分2次服用。

功效／润肺益胃、利尿。适用于黄疸型及无黄疸型肝炎。

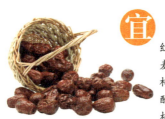
宜 红枣、李子、麦芽、西红柿、鲤鱼、米醋、花生、枸杞子、山楂、佛手柑。

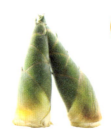
忌 肥肉、鸡蛋、鹅肉、胡椒、桂皮、竹笋、白酒、人参、蚕豆。

【0成本按摩方】·太阳穴

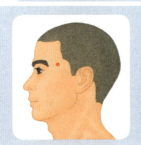
标准定位：在头部，眉梢与目外眦之间，向后约1横指处。

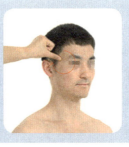
按摩方法：以手指指腹或指间关节向下按压，并做圈状按摩。

脂肪肝

【病症解析】

❶ 脂肪肝是指由各种原因引起的肝细胞内脂肪堆积过多的病变。

❷ 轻度脂肪肝多无临床症状，仅有疲乏感。多数脂肪肝患者较胖。中、重度脂肪肝有类似慢性肝炎的表现，可能有食欲不振、疲倦乏力、恶心、呕吐、肝区或右上腹隐痛等症状。

❸ 脂肪肝患者常会出现末梢神经炎方面的症状，如舌炎、口角炎、皮肤瘀斑、四肢麻木、四肢感觉异常等。

山楂茶

材料少／材料易得／制作时间短

材料 ／ 山楂30克。

制法 ／ 将山楂以水煎煮，去渣取汁。

用法 ／ 代茶饮用，每日2剂。

功效 ／ 消积化滞。适用于脂肪肝。

荷叶山楂茶

材料少／材料易得／制作时间短

材料 ／ 荷叶、山楂各10克。

制法 ／ 将上述材料用沸水冲泡即可。

用法 ／ 代茶饮用。

功效 ／ 适用于脂肪肝。

丹黄健脾保肝汤

材料易得／制作时间短

材料 ／ 牡丹皮、黄芩（或黄芪15克）、黄精、党参、白术、白芍、法半夏、柴胡各10克，炙甘草、郁金、陈皮、木香各6克，茯苓5克。

制法 ／ 将上述材料以水煎煮，去渣取汁。

用法 ／ 每日1剂，分2次服用。

功效 ／ 适用于脂肪肝。

消脂汤

制作时间短

材料 ／ 泽泻、决明子、丹参各30克，桑寄生、何首乌、巴戟天各12克，象贝母、白芥子、赤芍各15克，枳壳、郁金各9克。

制法 ／ 将上述材料以水煎煮，去渣取汁。

用法 ／ 每日1剂。1个月为1个疗程。

功效 ／ 适用于脂肪肝。

金钱草砂仁鱼

材料易得／制作时间短

材料 ／ 金钱草、车前草各60克，砂仁10克，鲤鱼1条，盐、生姜各适量。

制法 ／ 将鲤鱼去鳞、鳃及内脏，同金钱草、车前草、砂仁一起以水煎煮；在鲤鱼熟后，加入盐、生姜调味即可。

用法 ／ 佐餐食用。

功效 ／ 养阴润燥、去脂、降压。

脊骨海带汤

材料易得／制作时间短

材料／海带丝、动物脊骨各适量，盐、醋、味精、胡椒粉各少许。

制法／将海带丝洗净，蒸一下；将动物脊骨炖汤，在汤煮沸后去浮沫；放入海带丝，炖烂；加入盐、醋、味精、胡椒粉调味即可。

用法／佐餐食用，食海带、饮汤。

功效／适用于脂肪肝。

降脂疏肝饮

材料易得／制作时间短

材料／绞股蓝30克，白术、丹参、山楂各15克，枸杞子12克，葛根、郁金、枳壳、泽泻各10克。

制法／将上述材料以水煎煮，去渣取汁。

用法／每日1剂，分2次服用。

功效／疏肝健脾、化痰通络，对脂肪肝有一定的辅助疗效。

当归郁金山楂饮

材料易得／制作时间短

材料／山楂50克，当归、郁金各35克，陈皮12克，红花10克。

制法／将上述材料以水煎煮，去渣取汁。

用法／每日1剂，分2次服用。

功效／降脂解毒，对脂肪肝有一定的辅助疗效。

龙井（或乌龙）茶

材料少／材料易得／制作时间短

材料／龙井茶（或乌龙茶）适量。

制法／取适量龙井茶（或乌龙茶），用沸水冲泡即可。

用法／代茶饮用，每日2次。

功效／清热利尿、凉血解毒、降脂。适用于脂肪肝。

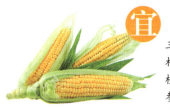

宜 玉米、燕麦、枸杞子、山楂、兔肉、海参、蛤蜊、茶叶、芹菜、荷叶、西红柿。

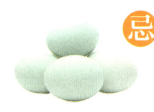

忌 肥肉、猪脑、鸭蛋。

【0成本按摩方】·足三里

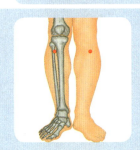

标准定位：在小腿外侧，犊鼻穴下3寸，犊鼻穴与解溪穴连线上。

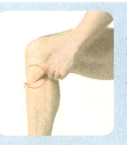

按摩方法：以手指指腹或指间关节向下按压，并做圆状按摩。

肾炎

【病症解析】

① 肾炎是指肾脏的炎症，大都由细菌感染引起，一般伴有下尿路炎症。

② 肾炎分为急性肾炎和慢性肾炎两种。

③ 肾炎的临床症状有高热、寒战、全身疼痛、热退时可发大汗等；泌尿系统的症状有腰痛，但不同患者的疼痛程度不一，少数患者有腹部绞痛症状，常有尿频、尿急、尿痛等膀胱刺激症状。

牙痛草方

材料少／制作时间短

材料／ 牙痛草16克。

制法／ 将牙痛草以水煎煮，去渣取汁。

用法／ 每日1剂，分3次服用。

功效／ 适用于急性肾炎。

仙人掌肾炎方

材料少／材料易得／制作时间短

材料／ 仙人掌1块。

制法／ 将仙人掌去刺、去皮，以水煎煮，去渣取汁。

用法／ 每日1剂，分3次服用。

功效／ 适用于慢性肾炎。

玉米须松萝茶

材料少／材料易得／制作时间短

材料／ 玉米须60克，松萝茶5克。

制法／ 将上述材料置于杯中，用温水浸泡15分钟即可。

用法／ 每日1剂，分2次服用。

功效／ 适用于慢性肾炎。

干白茅根方

材料少／制作时间短

材料／ 干白茅根200克。

制法／ 将干白茅根以水煎煮，去渣取汁。

用法／ 每日1剂，分早、晚2次服用。

功效／ 利尿消肿。适用于急性肾炎。

红薯醋方

材料少／材料易得／制作时间短

材料／ 红薯500克，米醋30克。

制法／ 将红薯洗净，切块；加入米醋和适量清水，煮熟食用。

用法／ 每日1次。

功效／ 适用于肾炎。

鲜水杨梅方

材料少／制作时间短

材料／ 鲜水杨梅100克。

制法／ 将鲜水杨梅以水煎煮，去渣取汁。

用法／ 直接服用，每日1剂。

功效／ 适用于慢性肾炎。

大蒜西瓜末

材料少／材料易得

材料／ 大蒜适量，西瓜1个。

制法／ 将大蒜剥瓣，去皮；将西瓜洗净，从顶端切个小盖，挖除瓜瓤、籽，装满大蒜，盖上小盖，密封置于糠火中，煨至干枯；将大蒜取出，研成粉末，装入瓶中。

用法／ 每次5克，用温开水送服，每日2次。

功效／ 适用于肾炎。

五草一根汤

材料易得／制作时间短

材料／ 白茅根15克，鲜车前草10克，鱼腥草10克，白花蛇舌草10克，金钱草10克，甘草8克。

制法／ 将上述材料以水煎煮，去渣取汁。

用法／ 每日1剂，分2次服用。

功效／ 清利湿热、解毒消肿。

鱼腥草肾炎茶

材料少／材料易得／制作时间短

材料／ 鱼腥草10克。

制法／ 将鱼腥草放入100毫升沸水中，浸泡30分钟。

用法／ 7日服1剂，3个月为1个疗程，每个疗程间隔3日。

功效／ 适用于慢性肾炎。

龙葵汤

材料少／材料易得

材料／ 龙葵500克，白砂糖90克。

制法／ 将龙葵晒干，以水煎煮2次，分别取药汁；将2次所取的药汁合并过滤，浓缩，趁热加入90克白砂糖，搅拌均匀即可。

用法／ 每次100毫升，每日3次。

功效／ 适用于肾盂肾炎。

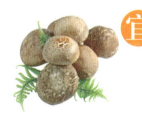

宜 玉米须、赤小豆、香菇、银耳、葡萄、柠檬。

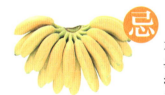

忌 芹菜、豆类及其制品、鸡汤、鱼汤、鸭汤、香蕉、鸡蛋、牛奶。

【0成本按摩方】·肾俞穴

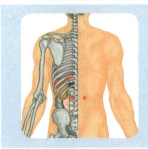

标准定位：在腰部，第2腰椎棘突下，后正中线旁开1.5寸处。

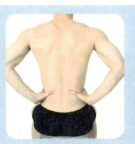

按摩方法：双手叉腰，以拇指指尖用力向下按压。

泌尿系结石

【病症解析】

❶ 泌尿系结石又称尿石症、尿路结石，它是泌尿系统各部位结石病的总称，是常见的泌尿外科疾病之一。

❷ 中医认为，泌尿系结石的发生主要与湿热蓄积下焦和气火郁于下焦有关。

❸ 泌尿系结石的临床症状因结石所在部位不同而异，可有剧烈腰痛、血尿、排尿困难、排尿疼痛等。

胖大海茶

材料少／材料易得／制作时间短

材料／ 胖大海适量。

制法／ 将胖大海用沸水泡20分钟。

用法／ 代茶饮用。

功效／ 适用于泌尿系结石。

威灵仙方

材料少／制作时间短

材料／ 威灵仙60克。

制法／ 将威灵仙以水煎煮，去渣取汁。

用法／ 每日1剂，分2次服用。

功效／ 适用于泌尿系结石。

桃树脂方

材料少／制作时间短

材料／ 桃树脂20克。

制法／ 将桃树脂用沸水溶化。

用法／ 顿服，每日1剂。

功效／ 适用于泌尿系结石。

生香附方

材料少／制作时间短

材料／ 生香附80克。

制法／ 将生香附以水煎煮至适量。

用法／ 不拘时内服，1个月为1个疗程，连用3个疗程。

功效／ 适用于泌尿系结石。

板蓝根方

材料少／材料易得／制作时间短

材料／ 板蓝根80克。

制法／ 将板蓝根以水煎煮，去渣取汁。

用法／ 顿服，7日为1个疗程。

功效／ 适用于泌尿系结石。

乌药方

材料少／制作时间短

材料／ 乌药60克。

制法／ 将乌药以水煎煮，去渣取汁。

用法／ 每日1剂，分2次服用。

功效 ／ 适用于泌尿系结石。

白茅根滑石粉
材料易得／制作时间短

材料 ／ 白茅根45克，滑石粉30克，黄芪25克，茯苓、延胡索各15克，炒白术、川草薢、木通各10克，甘草、干姜各6克。

制法 ／ 将上述材料以水煎煮2次，取汁混合。

用法 ／ 每日1剂，在早、晚餐前服用。

功效 ／ 适用于泌尿系结石。

乌梅冬瓜饮
材料少／材料易得／制作时间短

材料 ／ 乌梅10克，冬瓜30克。

制法 ／ 将乌梅与冬瓜以水煎煮至熟，去渣取汁。

用法 ／ 汤料同食，每日1次。

功效 ／ 适用于泌尿系结石；

鲜玉米根方
材料少／材料易得／制作时间短

材料 ／ 鲜玉米根100克。

制法 ／ 将鲜玉米根以水煎煮，去渣取汁。

用法 ／ 每日1剂，分3次服用。

功效 ／ 适用于泌尿系结石。

石韦方
材料少／材料易得／制作时间短

材料 ／ 石韦30克。

制法 ／ 将石韦以水煮沸，在15分钟后滤出药汁；加入适量清水，放置20分钟，去渣；将2次的药汁混合均匀即可。

用法 ／ 每日1或2剂，分2次服用。

功效 ／ 适用于泌尿系结石。

宜 醋、柠檬、鸡蛋、猪肝、南瓜、葡萄、荠菜、紫菜、冬瓜、西瓜、猕猴桃。

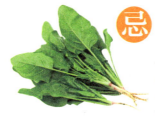

忌 茭白、菠菜、竹笋、胡椒、肉桂、动物内脏、糖、啤酒、柑橘、荔枝、石榴。

【0成本按摩方】·肾俞穴

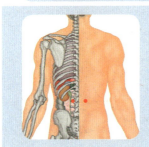

标准定位：在腰部，第2腰椎棘突下，后正中线旁开1.5寸处。

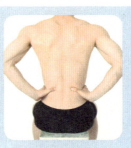

按摩方法：双手叉腰，以拇指指尖用力向下按压。

糖尿病

【病症解析】

❶ 糖尿病是一种由多种病因引起的以慢性高血糖为特征的代谢性疾病，是胰岛素分泌和（或）作用缺陷导致的。

❷ 糖尿病在临床上以高血糖为主要特点。糖尿病发病时的症状多种多样，病症解析是"三多一少"，即多尿、多饮、多食和体重减轻，还可伴有疲乏、倦怠，以及因抵抗力下降而易感染的症状。

牛蒡根叶方
材料少／材料易得／制作时间短

材料／牛蒡根、牛蒡叶各适量。
制法／将牛蒡根、牛蒡叶洗净，以水煎煮，去渣取汁。
用法／随意饮用。
功效／适用于糖尿病。

紫杉叶茶
材料少／材料易得／制作时间短

材料／干紫杉叶2～3克。
制法／将干紫杉叶以水煎煮，去渣取汁。
用法／代茶饮用，每日3次。
功效／适用于糖尿病。

仙人掌方
材料少／材料易得／制作时间短

材料／仙人掌1片。
制法／将仙人掌去刺，洗净，炒熟或煮熟。
用法／每日1次。
功效／适用于糖尿病。

沙苑子方
材料少／制作时间短

材料／沙苑子15克。
制法／将沙苑子以水煎煮，去渣取汁。
用法／每日1剂，晚饭后服用。
功效／适用于糖尿病。

马齿苋茶
材料少／材料易得／制作时间短

材料／干马齿苋100克。
制法／将干马齿苋以水煎煮，去渣取汁。
用法／代茶饮用，每日1剂，连用1～2周。
功效／适用于糖尿病。

蔷薇根茶
材料少／材料易得／制作时间短

材料／蔷薇根30克。
制法／将蔷薇根以水煎煮，去渣取汁。
用法／代茶饮用，每日1剂。
功效／适用于消渴尿多者。

枸杞子丸

材料易得

材料 / 鸡内金（微炙）、麦冬（去心，焙）各75克，枸杞子、白茯苓、牡蛎（烧为粉）、黄芪（锉）各50克，泽泻、牡丹皮、山茱萸各25克，瓜蒌根、桑螵蛸（微炒）、车前子各1.5克。

制法 / 将上述材料一同研成粉末，炼蜜为丸，如梧桐子大。

用法 / 每次30粒，以粥饮送服，每日2次。

功效 / 补益肝肾、益气养阴、收敛固涩。适用于久渴不愈、困乏、小便滑数、心神虚烦者。

益气养阴固本汤

材料易得／制作时间短

材料 / 牡蛎20克，黄芪15克，山药、天花粉、生地黄、熟地黄、麦冬、地骨皮各10克，苍术、茯苓、葛根各8克，五倍子、五味子各6克。

制法 / 将上述材料以水煎煮，去渣取汁。

用法 / 每日1剂，分2次服用。

功效 / 益气养阴。适用于糖尿病。

玉竹蜜膏

材料少／材料易得／制作时间短

材料 / 玉竹、蜂蜜各20克。

制法 / 将玉竹以水煎煮，去渣取汁；加入蜂蜜，浓缩成药膏。

用法 / 每次9克，每日2次。

功效 / 适用于糖尿病之神经衰弱者。

桑螵蛸方

材料少／制作时间短

材料 / 桑螵蛸60克。

制法 / 将桑螵蛸研成粉末。

用法 / 用沸水冲服，每次6克，每日3次，至愈为止。

功效 / 适用于糖尿病，症见尿多、口渴。

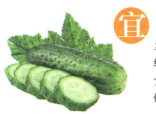

宜 粟米、荞麦、绿豆、苦瓜、黄瓜、芦荟、银耳。

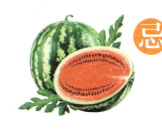

忌 西瓜、豆腐、糯米、糖、爆米花、梨、桃、柑橘。

【0成本按摩方】·三焦俞穴

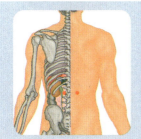

标准定位：在腰部，第1腰椎棘突下，后正中线旁开1.5寸处。

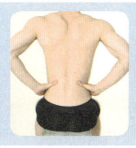

按摩方法：双手叉腰，以拇指用力向下按压。

痛风

【病症解析】

❶ 痛风是尿酸水平过高导致尿酸结晶沉积的关节炎性疾病。痛风性关节炎属于关节炎的一种，又称代谢性关节炎。

❷ 痛风的一般发作部位为跖趾关节、踝关节、膝关节等。长期痛风患者中有发作于手指关节，甚至耳郭含软组织部分的病例。急性痛风的发作部位会出现红、肿、热、剧烈疼痛，一般多在子夜发作，可使人从睡眠中痛醒。在痛风初期，发作多见于下肢的关节。

滑石方

材料少／材料易得／制作时间短

材料 / 滑石40克。

制法 / 将滑石用布包住，放入500毫升清水中，浸泡30分钟，煮沸并搅拌均匀。

用法 / 代茶饮用，每日1剂。

功效 / 适用于痛风。

五倍子叶方

材料少／材料易得／制作时间短

材料 / 五倍子叶适量，桐油少量。

制法 / 将五倍子叶捣碎，加入桐油，搅拌均匀并炒热；将炒热的五倍子叶放入布包中。

用法 / 用布包揉身体，每日3~5次。

功效 / 适用于痛风。

车前子茶

材料少／材料易得／制作时间短

材料 / 车前子适量。

制法 / 将车前子晒干，以水煎煮，去渣取汁。

用法 / 每次取40~100克车前子泡茶，每日2次，代茶饮用。

功效 / 适用于痛风。

腹水草方

材料少／材料易得／制作时间短

材料 / 腹水草30克。

制法 / 将腹水草以水煎煮，去渣取汁。

用法 / 每日1剂，在餐前分2次服用。

功效 / 祛风败毒、行气活血。适用于痛风。

蒲公英粳米粥

材料少／制作时间短

材料 / 鲜蒲公英30克，粳米50克，冰糖2或3块。

制法 / 将鲜蒲公英连根洗净，切成细丝，以水煎煮，取浓汁200毫升；加入粳米，煮成粥；加入冰糖调味即可。

用法 / 温服，每日2次。3~5日为1个疗程。

功效 / 清热解毒。适用于湿热壅阻型痛风。

雷公藤根叶

材料少／材料易得／制作时间短

材料/ 雷公藤的根和叶适量。

制法/ 将雷公藤的根和叶捣碎。

用法/ 将雷公藤的根和叶敷于患处，敷30分钟。

功效/ 适用于以关节疼痛为主症的痛风患者。

川木通方

材料少／材料易得／制作时间短

材料/ 川木通60克。

制法/ 将川木通研成粉末，以水煎煮，去渣取汁。

用法/ 1次服下，在约2小时后，待周身发痒并出红色皮疹和汗水后即可感到周身舒畅、身心轻松。

功效/ 适用于痛风。

黄花菜根方

材料少／制作时间短

材料/ 鲜黄花菜根30克，黄酒适量。

制法/ 将鲜黄花菜根以水煎煮，去渣取汁。

用法/ 每日1次，冲入黄酒温服。

功效/ 可缓解由痛风引起的关节疼痛红肿等症状。

仙人掌方

材料少／材料易得／制作时间短

材料/ 仙人掌适量。

制法/ 将仙人掌去刺、去皮并捣碎。

用法/ 将捣碎的仙人掌敷于患处（厚度为1~2毫米），直至仙人掌被风干，每日1次。

功效/ 适用于急性痛风性关节炎。

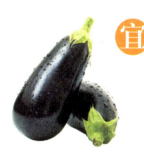

宜 芹菜、菜花、黄瓜、茄子、甘薯、冬瓜、南瓜、西瓜、梨、苹果、葡萄、牛奶。

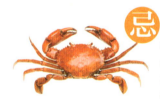

忌 鹅肉、螃蟹、虾、杏、龙眼、莴苣、豆腐、胡椒、桂皮、白酒、啤酒。

【0成本按摩方】·膝关穴

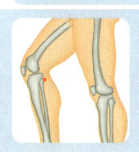

标准定位：在膝部，胫骨内侧髁的下方，阴陵泉穴后1寸处。

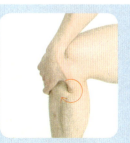

按摩方法：以手指指腹或指间关节向下按压，并做圈状按摩。

慢性结肠炎

【病症解析】

❶ 慢性结肠炎是指直肠、结肠由各种致病原因导致的肠道炎性水肿、溃疡、出血病变。

❷ 慢性结肠炎的临床症状有腹痛、腹泻、肠鸣、下坠、大便带黏液或脓血，也可有便秘或干稀便交替出现，其病程以缠绵、反复发作为特点。由于消化功能紊乱、营养来源不足，患者还会出现消瘦、贫血、乏力，甚至虚弱的症状；严重者常并发肠道大出血、肠穿孔，甚至癌变等。

白芍椿皮汤

制作时间短

材料 / 赤石脂30克，海螵蛸、侧柏叶、槐花各15克，生白芍12克，防风、椿皮各9克，甘草3克。

制法 / 将上述材料以水煎煮，去渣取汁。

用法 / 每日1剂。

功效 / 清热凉血、柔肝止泻。适用于溃疡性结肠炎。

鲜薜草洗脚方

材料少／制作时间短

材料 / 鲜薜草500克。

制法 / 将鲜薜草洗净，加入2000毫升清水，煮至约剩1500毫升，待水温热时洗脚。

用法 / 每日早、晚各洗1次。15日为1个疗程，停5日，再进行第2个疗程。

功效 / 适用于慢性结肠炎。

解毒清热汤

材料易得／制作时间短

材料 / 金钱草30克，金银花25克，白头翁20克，黄芩、葛根、黄柏各15克，柴胡、秦皮各10克，黄连、甘草各6克。

制法 / 将上述材料以水煎煮，去渣取汁。

用法 / 每日1剂，分2次服用，或频服（或饭后30分钟服用）。

功效 / 解毒、清热、祛湿。适用于溃疡性结肠炎。

马齿苋大蒜汁

材料少／材料易得／制作时间短

材料 / 鲜马齿苋50克，大蒜泥15克，白砂糖适量。

制法 / 用鲜马齿苋煎水1碗，冲入捣碎的大蒜泥中，去渣取汁；加入白砂糖调味即可。

用法 / 每日1剂，分2次服用。

功效 / 适用于慢性结肠炎。

贫血

【病症解析】

❶ 贫血是指单位容积血液内的红细胞数和血红蛋白含量均低于正常值的病理状态。

❷ 临床上常以血红蛋白的浓度来判断人体是否贫血。

❸ 贫血的主要表现为软弱无力、皮肤苍白、心悸、气急或呼吸困难、头晕、头痛、耳鸣、眼花、注意力不集中、嗜睡、食欲减退、腹部胀气、恶心、便秘等。

牡蛎肉方

材料少／材料易得／制作时间短

材料／牡蛎肉25克。

制法／将牡蛎肉洗净，以水煎煮。

用法／1次服下。

功效／适用于贫血、盗汗、神经衰弱等。

山药方

材料少／材料易得／制作时间短

材料／山药50克。

制法／将山药捣碎，以水煎煮，去渣取汁。

用法／每日1剂，分2次服用。

功效／适用于心脾两虚型贫血，症见面色无华、头晕乏力、心悸气短、食欲不振。

丹参茶

材料少／材料易得／制作时间短

材料／丹参15克。

制法／将丹参切成薄片，用沸水冲泡。

用法／代茶饮用。

功效／活血养血；养心安神；可以改善面部微循环，使面部的毛细血管得以充养。适用于贫血。

益母草花饮

材料少／材料易得／制作时间短

材料／益母草花10克，红枣10枚，白砂糖适量。

制法／将益母草花与红枣、白砂糖一同以水煎煮。

用法／佐餐食用。

功效／适用于体虚贫血。

黑木耳白砂糖饮

材料少／材料易得／制作时间短

材料／黑木耳20～30克，白砂糖适量。

制法／将黑木耳用清水熬成汤，加入白砂糖调味即可。

用法／喝汤吃黑木耳，宜久服，一般3个月为1个疗程。

功效／适用于缺铁性贫血。

便秘

【病症解析】

❶ 便秘是指排便次数减少、粪便量减少、粪便干结、排便费力等病理现象，是临床常见的一种病症。

❷ 便秘的常见症状是排便次数明显减少，每两三日或更长时间才能排便一次，无规律，粪质干硬，常伴有排便困难的病理现象。

芝麻核桃玫瑰茶

材料易得／制作时间短

材料／黑芝麻10克，核桃仁12克，干玫瑰花9克，绿茶5克，蜂蜜适量。

制法／将黑芝麻及核桃仁用搅拌机捣碎，并用棉布袋包起来，与玫瑰花、绿茶一起放入干净的杯子中；用沸水冲泡10～20分钟；依个人口味加入适量蜂蜜即可。

用法／代茶饮用，每日1剂。

功效／黑芝麻和核桃仁都是润燥滑肠的食材。此茶适用于长期便秘患者，既能润肠通便、缓解病情，又能改善体质、滋补强身。

蜂蜜木瓜方

材料少／材料易得／制作时间短

材料／蜂蜜6克，木瓜粉适量。

制法／先用沸水将蜂蜜化开，再放入木瓜粉，用沸水冲泡。

用法／早、晚各1次。

功效／润燥滑肠、清热解毒。适用于大便秘结者。

四仁通便茶

材料易得／制作时间短

材料／炒杏仁、松子仁、火麻仁、柏子仁各10克。

制法／将上述材料一同捣碎，放入保温杯中，用适量沸水冲泡，加盖闷泡15分钟即可。或者将上述材料一起放入锅中，加入3碗清水，煮沸；再煮10分钟，去渣取汁。

用法／代茶饮用，可连服1～3日。

功效／润肠通便。适用于大便干结、形体消瘦，或颧红、腰膝酸软、舌红少苔、脉细数者。

决明子茶

材料少／材料易得／制作时间短

材料／决明子30克。

制法／先将决明子用沸水冲泡，再加盖闷泡20分钟。

用法／代茶饮用。

功效／清肝明目、润肠通便。适用于肝热头痛、眩晕、便秘者。

黄豆皮方

材料少／材料易得／制作时间短

材料／ 黄豆皮200克。
制法／ 将黄豆皮以水煎煮，去渣取汁。
用法／ 每日1剂，分2次服用，连服数日。
功效／ 适用于便秘。

韭菜根叶汁

材料少／材料易得／制作时间短

材料／ 韭菜根、韭菜叶、黄酒各适量。
制法／ 将韭菜根、韭菜叶捣成汁。
用法／ 加入适量黄酒，用沸水冲服，每日1次。
功效／ 适用于便秘。

胡萝卜方

材料少／材料易得／制作时间短

材料／ 胡萝卜500克。
制法／ 将胡萝卜洗净，捣碎，绞成汁。
用法／ 每日1次。
功效／ 适用于便秘。

芒硝粥

材料少／材料易得／制作时间短

材料／ 芒硝5克，粳米100克，白砂糖15～20克。
制法／ 将粳米洗净，放入锅中，加入适量清水，煮为稀粥；待粥熟时，加入芒硝、白砂糖，再煮沸1或2次即可。
用法／ 每日1次。3日为1个疗程。
功效／ 清热泻火、软坚散结。适用于大便秘结、脘腹胀满者。

桃仁酒

材料少／材料易得

材料／ 桃仁60克，米酒100克。
制法／ 先将桃仁捣碎，再用米酒浸泡10日即成。
用法／ 每次30克，每日2次。
功效／ 润肠通便。适用于由产后血虚导致的便秘。

大泡桐根方

材料少／制作时间短

材料／ 大泡桐根15～30克。
制法／ 将大泡桐根以水煎煮，去渣取汁。
用法／ 代茶饮用。
功效／ 适用于大便燥结、腹痛者。

当归白芍饮

材料易得／制作时间短

材料／ 当归60克，火麻仁30克，黑芝麻24克，郁李仁、肉苁蓉各15克，白芍9克，甘草6克，蜂蜜适量。
制法／ 将上述材料以水煎煮，去渣取汁。
用法／ 冲入蜂蜜60克，随症服用。
功效／ 对由年老或久病津液短少导致的便秘有较好的疗效。

芝麻油蜂蜜方

材料少／材料易得／制作时间短

材料／ 芝麻油、蜂蜜各20克。
制法／ 将芝麻油、蜂蜜调和均匀。
用法／ 每日2次。
功效／ 适用于便秘。

当归川芎地黄汤

材料易得／制作时间短

材料 / 火麻仁20克（冲），山药、黄芪各15克，当归、地黄、炙首乌各12克，川芎、白芍各10克，檀香7克。

制法 / 将上述材料以水煎煮，去渣取汁。

用法 / 每日1剂，分早、晚2次服用。

功效 / 适用于由血虚导致的便秘。

参芪陈蜜茶

材料易得／制作时间短

材料 / 太子参、黄芪各20克，花茶6克，陈皮5克，蜂蜜适量。

制法 / 将太子参、黄芪、陈皮一起洗净，加入约500毫升清水，煮沸，再煮20分钟；去渣，取沸汤冲泡花茶；依个人口味加入蜂蜜即可。

用法 / 不拘时温饮。

功效 / 健脾益气、润肠通便，经常饮用此茶可缓解便秘症状。

龙眼桑葚方

材料易得／制作时间短

材料 / 龙眼肉、桑葚各50克，当归30克，枸杞子10克，蜂蜜适量。

制法 / 将上述除蜂蜜外的材料以水煎煮；加入蜂蜜，熬汁收膏，装瓶备用。

用法 / 早、晚各10毫升。

功效 / 适用于老年人由脾虚、气血不足导致的便秘。

蜂蜜金银花饮

材料少／材料易得／制作时间短

材料 / 蜂蜜30克，金银花15克。

制法 / 先将金银花以水煎煮，去渣放凉；加入蜂蜜，搅拌均匀即可。不要煎得太浓，一般煎成两碗金银花汁，装入瓶中，分次用蜂蜜冲服。

用法 / 每日1剂，每次1碗。

功效 / 清热通便。适用于由热结导致的便秘。

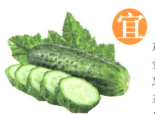

宜 芹菜、冬瓜、黄瓜、竹笋、黑木耳、韭菜、香蕉、苹果、梨。

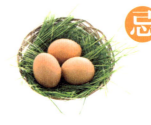

忌 肥肉、烧烤类食物、牛奶、鸡蛋、咖啡、饼干。

【0成本按摩方】·天枢穴

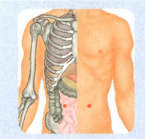

标准定位：在腹部，横平脐中，前正中线旁开2寸处。

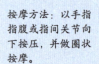

按摩方法：以手指指腹或指间关节向下按压，并做圈状按摩。

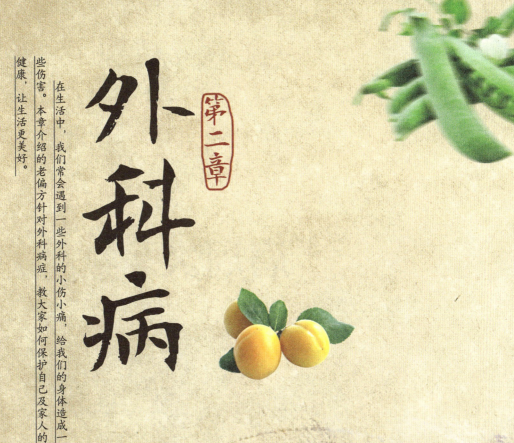

第二章 外科病

在生活中，我们常会遇到一些外科的小伤小痛，给我们的身体造成一些伤害。本章介绍的老偏方针对外科病症，教大家如何保护自己及家人的健康，让生活更美好。

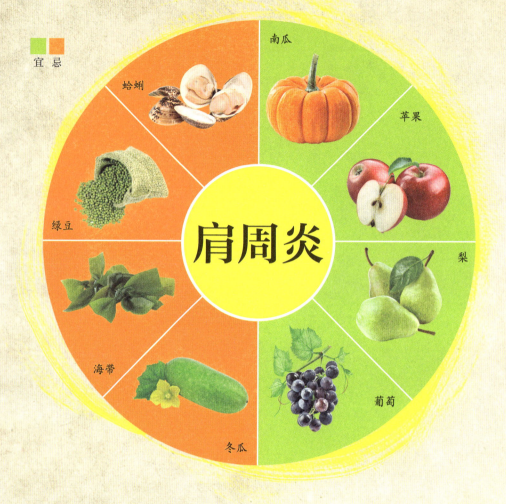

宜 忌

南瓜

蛤蜊

苹果

绿豆

梨

海带

葡萄

冬瓜

肩周炎

【病症解析】

❶ 肩周炎是以肩部疼痛和活动障碍为主要症状的疾病，一般多发于50岁左右的人群，所以又称"五十肩"。

❷ 临床症状：早期肩关节呈阵发性疼痛，常由天气变化及劳累诱发，以后逐渐发展为持续性疼痛，并逐渐加重，昼轻夜重，使人夜不能寐，不能向患侧侧卧。

【0成本按摩方】·天宗穴

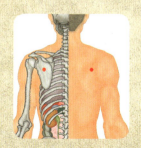

标准定位：在肩胛区，冈下窝中央凹陷处，与第4胸椎平齐。

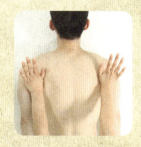

按摩方法：让被按者采取俯卧的姿势，按摩者以大鱼际肌分别搓揉左右两侧的穴位。

生姜泥

材料少／材料易得／制作时间短

材料／生姜适量。

制法／将生姜捣碎成泥。

用法／将生姜泥湿敷于患处，待生姜泥干后即换。

功效／可改善肩关节的血氧供应情况，松弛肩周肌肉，改善肩周肌的紧张状态。

细辛姜酒

材料易得／制作时间短

材料／细辛80克，老生姜300克，60度的白酒100毫升。

制法／将细辛研成粉末，将老生姜洗净，将二者混合捣成泥，放入铁锅内炒热；加入白酒，搅拌均匀，微炒。

用法／将炒过的材料铺于纱布上，热敷肩周疼痛处。每晚1次。

功效／舒筋活络，有效预防肩周炎、缓解肩周炎症状。

加味逍遥散

材料易得／制作时间短

材料／柴胡、茯苓、秦艽、当归、炒白芍、陈皮、黄芩、制附片、法半夏各9克，甘草、白芥子各6克。

制法／将上述材料以水煎煮，去渣取汁。

用法／温服，每日1剂，分2次服用，以白酒为引。

功效／温经止痛、祛风除痰、疏肝和脾。适用于肩周炎、心胸烦闷。

备注／气虚者可加入黄芪；酸困不止者可加入羌活、威灵仙；寒气盛者可去掉黄芩，加入干姜；湿重者可加入薏苡仁、防己、白术。

逍遥散

材料易得／制作时间短

材料／柴胡、当归、炒白芍、茯苓、秦艽、黄芩、制附片、陈皮、法半夏各9克，甘草、白芥子各6克。

制法／将上述材料以水煎煮，去渣取汁。

用法／每日1剂，分2次服用，以白酒为引。

功效／疏肝和脾、祛风除痰、温经止痛。适用于肩周炎。

山楂甘草汤

材料易得／制作时间短

材料／山楂、桑葚各50克，桑枝、乌梅各25克，白芍、伸筋草、醋制延胡索各20克，生姜黄、桂枝、威灵仙、醋香附各15克，甘草10克。

制法／将上述材料以水煎煮，去渣取汁。

用法／温服，隔日1剂，1个月为1个疗程。

功效／舒筋通络、滑利关节、祛瘀行痹止痛。适用于肩周炎。

温经通络汤

材料易得／制作时间短

材料／丹参、生香附、透骨草、延胡索各15克，桂枝、干地龙、寻骨风、片姜黄各9克，制川乌3克。

制法／将上述材料以水煎煮，去渣取汁。

用法／温服，每日1剂，分2次服用。

功效／活血通络、止痛、温经散寒、祛风湿。适用于肩周炎。

疔疮

【病症解析】

❶疔疮又称疔，是一种发病迅速、易于恶化、危险性较大的急性化脓性疾病。因其初起形小根深，坚硬如钉，故名疔疮，多发于颜面和手、脚等处。

❷疔疮初起为毛囊口脓疮隆起呈圆锥形的炎性硬结，状如粟粒，色或黄或紫，红、肿、热、痛，在数日内硬结增大，疼痛加剧；后形成脓肿而硬结变软，疼痛减轻，溃脓后脓腔塌陷，逐渐愈合。

茶叶方
材料少／材料易得／制作时间短

材料／茶叶适量。
制法／将茶叶以水煎煮，将渣捣碎。
用法／用煎的水清洗患处，将渣敷于患处，干则即换。
功效／适用于疖肿疮毒。

徐长卿方
材料少／材料易得／制作时间短

材料／徐长卿全草适量。
制法／将徐长卿全草捣碎。
用法／将徐长卿敷于患处，干则即换。
功效／适用于腿肚生疮。

绿苔方
材料少／材料易得／制作时间短

材料／砖上绿苔、淘米水各适量。
制法／将绿苔焙干，研成粉末，加入淘米水，做成药膏。
用法／将药膏敷于患处，干则即换。
功效／适用于口唇长疔。

紫花地丁根方
材料少／材料易得／制作时间短

材料／紫花地丁根适量，红糖少许。
制法／将紫花地丁根与红糖一起捣碎。
用法／将紫花地丁根与红糖敷于患处，干则即换。
功效／适用于疔疮初起。

椿树胶方
材料少／材料易得／制作时间短

材料／鲜椿树胶适量。
制法／将鲜椿树胶置于干净的布上。
用法／将鲜椿树胶敷于患处，干则即换。
功效／适用于疔疮。

白菊花方
材料少／材料易得／制作时间短

材料／白菊花适量。
制法／将白菊花以水煎煮，去渣取汁。
用法／趁热尽量饮用。
功效／适用于疔毒。

苍耳虫方

材料少／材料易得／制作时间短

材料／ 苍耳虫适量。

制法／ 将苍耳虫放入油中备用。

用法／ 将苍耳虫捣碎放于患处，敷1日；或直接将苍耳虫塞入疗疮中央，用纱布包住，每日揭开纱布，清除脓液。

功效／ 适用于疗疮。

鲜黄花稔叶方

材料少／材料易得／制作时间短

材料／ 鲜黄花稔叶1大把，红糖或蜂蜜少许。

制法／ 将鲜黄花稔叶捣碎，加入红糖或蜂蜜，做成药膏。

用法／ 将药膏涂于患处，每日用药3或4次。

功效／ 适用于颜面疗疮。

鲜蒲公英方

材料少／材料易得／制作时间短

材料／ 鲜蒲公英50克，鸡蛋1枚。

制法／ 将鲜蒲公英捣碎，加入蛋清，做成药膏，均摊在布上，直径大于疗疮约1厘米。

用法／ 将药膏敷于疗疮处，每日2次，每次敷12小时。

功效／ 适用于疗疮。

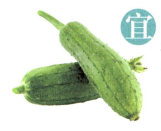

宜

绿豆、绿豆皮、苦瓜、冬瓜、丝瓜、黄瓜、田螺、菊花、蛇肉。

赤小豆方

材料少／材料易得／制作时间短

材料／ 赤小豆、蛋清各适量。

制法／ 将赤小豆研成粉末，加入蛋清，做成药膏。

用法／ 将药膏涂于患处，并敷盖纱布，用胶布固定，每日1或2次。

功效／ 适用于疗疮。

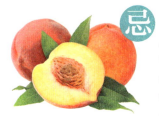

忌

糯米、羊肉、鸭蛋、鹅肉、螃蟹、带鱼、鲤鱼、桃、杏、韭菜、辣椒、胡椒。

温馨提示

　　疗疮患者应注意饮食起居，做到以下几点，以便早日痊愈：①饮食宜清淡，多饮水，忌食肥腻、厚味、辛辣食物，还要忌烟酒等；②保持心情舒畅；③当有全身症状时，要注意卧床休息；④忌内服发散、辛温药物；⑤忌房事；⑥局部忌挤压、碰撞、挑刺、早期切开，以免引起感染扩散。疗疮走黄病情凶险，须及时抢救；若疗疮已成脓，则应及时就医，并进行外科处理。

类风湿性关节炎

【病症解析】

❶ 类风湿性关节炎是关节滑膜及其周围的组织发炎，而且关节本身充满渗出液和白细胞的病症。

❷ 起病初期有低热，乏力，食欲不振，体重减轻，关节僵硬、红肿，并有疼痛感，指端动脉痉挛症状，偶见皮下结节现象；到后期，关节肿胀减轻，但关节变为不规则形，并伴有明显的贫血症状。

桑寄生复方饮
材料易得／制作时间短

材料／桑寄生30克，党参、杜仲、牛膝、茯苓、黄芪各15克，独活、秦艽、防风、当归、白芍、川芎、白术、熟地黄各10克，甘草、细辛各5克，肉桂3克。

制法／将上述材料以水煎煮，去渣取汁。

用法／每日1剂，分2或3次温服。

功效／益肝肾、补气血、除痹痛。适用于类风湿性关节炎之肝肾气血两亏证。

备注／若偏阴血虚，症见咽干耳鸣、失眠梦扰、盗汗、烦热、颧红，则可加左归丸。

八宝回春汤
材料易得／制作时间短

材料／白芍150克，黄芪90克，白术60克，半夏、茯苓各45克，制附子、人参、麻黄各35克，黄芩、防己、香附、杏仁、川芎各33克，当归、防风、肉桂各32克，干姜、甘草、熟地黄、生地黄各25～30克，沉香10克，天台乌药、川乌各10～15克。

制法／将上述材料一同研成粉末。

用法／每次15克，用温水冲服，每日3次。

功效／调和气血、祛寒除湿、舒筋活络、消肿止痛。

川乌粥
材料易得／制作时间短

材料／制川乌3克，生姜汁10滴，粳米30克，蜂蜜适量。

制法／将制川乌研成粉末；将粳米放入锅中，加入适量清水并煮沸；加入制川乌末，用小火煮2～3小时；加入生姜汁和蜂蜜，搅拌均匀，再次煮沸即可。

用法／佐餐食用。

功效／适用于类风湿性关节炎。

防风方
材料少／材料易得／制作时间短

材料／防风10克，薏苡仁30克。

制法／将上述材料以水煎煮，去渣取汁（约200毫升）。

用法／每日1剂，1次服完。7日为1个疗程，在服完1个疗程后停3日，再服下一个疗程。

功效／适用于类风湿性关节炎。

牛膝酒糟

材料少／材料易得

材料 / 糯米1000克，牛膝500克，甜酒曲适量。

制法 / 将牛膝以水煎煮，取部分药汁与糯米一起放入锅中煮；将剩余的药汁、煮熟的糯米、甜酒曲一起搅拌均匀，置于温暖处，发酵为酒糟。

用法 / 每次取30克酒糟，煮开服用，每日1次。

功效 / 适用于类风湿性关节炎。

防风薏苡仁饮

材料少／材料易得／制作时间短

材料 / 防风10克，薏苡仁30克。

制法 / 将防风与薏苡仁以水煎煮，取药汁约200毫升。

用法 / 每日1剂，1次服完。

功效 / 适用于风邪偏盛型类风湿性关节炎，症见关节疼痛、走窜不定、恶风怕冷、身体疼痛、困倦乏力等。

二风酒

材料少／材料易得

材料 / 寻骨风200克，防风100克，黄酒3000毫升。

制法 / 将寻骨风、防风洗净，放入布袋并置于容器中；加入黄酒，密封；浸泡7天后滤渣即可。

用法 / 每次20毫升，每日2次。

功效 / 祛风活络、止痛逐痹。

淫羊藿地精汤

制作时间短

材料 / 黄芪50克，淫羊藿、巴戟天、熟地黄、枸杞子、党参、山药、山茱萸、黄精、煅龙牡、天花粉、黄连各9克。

制法 / 将上述材料以水煎煮，去渣取汁。

用法 / 每日1剂，分2次服用。

功效 / 温补肾阳、益气养阴、清热除湿。适用于类风湿性关节炎。

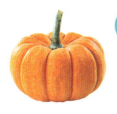

宜　苦瓜、苦菜、丝瓜、黄瓜、菠菜、南瓜、苹果、香蕉。

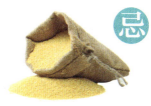

忌　牛奶、羊奶、花生、小米、奶糖、动物内脏、咸猪肉。

【0成本按摩方】·大椎穴

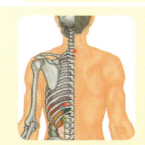

标准定位：在后正中线上，第7颈椎棘突下凹陷中。

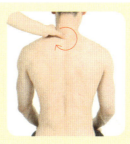

按摩方法：以手指指腹或指间关节向下按压，并做圈状按摩。

风湿性关节炎

【病症解析】

❶ 风湿性关节炎是一种与溶血性链球菌感染有关的变态反应性疾病。它是风湿热的主要表现之一，以成人为多见。这种病好发于冬、春两季，女性患者多于男性患者。

❷ 风湿性关节炎在临床上以关节疼痛（以双膝关节和双肘关节为主）、酸楚、麻木、重着、活动障碍等为主要症状。气候变化、寒冷刺激、劳累过度等为常见的诱因。发作时，患处疼痛剧烈，有灼热感或自觉烧灼而扪之不热。

首乌海藻汤
材料易得／制作时间短

材料／杜仲25克，天花粉20克，生地黄、山药各18克，何首乌15克，白芍、白术、枸杞子、海藻各12克，山茱萸、柏子仁、泽泻、槐角、益智仁各9克。

制法／将上述材料以水煎煮，去渣取汁。

用法／每日1剂，分2次服用。

功效／补肾养肝、健脾和胃。适用于风湿性关节炎。

红花苍术汤
材料易得／制作时间短

材料／藏红花、苍术、黄柏、薏苡仁、当归、威灵仙、桂枝、草薢、怀牛膝各9克，宣木瓜、半夏、天南星、羌活、白芷、全蝎、汉防己各6克，川芎、甘草各3克。

制法／将上述材料以水煎煮，去渣取汁。

用法／每日1剂，分2次服用。

功效／清热、利湿、化痰、活血、消肿、止痛。适用于风湿性关节炎（湿热痹）。

痹痛宁汤
材料易得／制作时间短

材料／生黄芪、生地黄、薏苡仁各30克，当归、防己各15克，生甘草、鹿角霜各12克，制附子、桂枝、羌活、独活、赤芍、白芍、地龙、乌蛇肉各10克，细辛5克，蜈蚣3条。

制法／将上述材料以水煎煮，去渣取汁。

用法／每日1剂，分2次服用。

功效／祛风散湿、温经散寒、舒筋活络、补益气血、强壮筋骨、通痹止痛。适用于风湿性关节炎、类风湿性关节炎、肩周炎、坐骨神经痛、老年人腰腿痛等。

附子白术汤
材料易得／制作时间短

材料／炮附子3枚，白术120克，生姜60克，炙甘草30克，红枣12枚。

制法／将上述材料以水煎煮，去渣取汁。

用法／每日1剂，分2次服用。

功效／祛风湿、温经络、止疼痛。适用于风湿性关节炎，症见不能自转侧。

复方透骨草汤

材料少／材料易得／制作时间短

材料／ 追地风、透骨草、千年健各30克。

制法／ 将上述材料以水煎煮。

用法／ 用药汁熏洗患处，每日2次。

功效／ 除风止痛，对风湿性关节炎有一定的疗效。

八角枫方

材料少／制作时间短

材料／ 八角枫100克。

制法／ 将八角枫切碎，放入白酒中浸泡20日。

用法／ 内服，每次10毫升，每日2或3次。

功效／ 适用于风湿性关节炎。

四枝汤

材料易得／制作时间短

材料／ 榆枝、桑枝各50克，柳枝、桃枝各100克。

制法／ 将上述材料以水煎煮。

用法／ 用药汁熏洗患处，每日2或3次。

功效／ 适用于风湿性关节炎。

艾叶红花汤

材料易得／制作时间短

材料／ 透骨草30克，艾叶、红花各9克，花椒6克。

制法／ 将上述材料以水煎煮。

用法／ 用药汁熏洗患处，每日1或2次。

功效／ 活血通络、疏风止痛。适用于风湿性关节炎。

酒蜂房

材料少／制作时间短

材料／ 蜂房1个，白酒适量。

制法／ 将蜂房用白酒浸汁。

用法／ 以药棉蘸汁擦患处，每日数次。

功效／ 适用于风湿关节痛。

桑枝方

材料少／材料易得／制作时间短

材料／ 鲜嫩桑枝（长100厘米）。

制法／ 将桑枝剪碎，以水煎煮，或用酒炒后煎。

用法／ 每日1剂，分2次服用。

功效／ 适用于风湿性关节炎。

芫花根皮酒

材料少／材料易得／制作时间短

材料／ 芫花根皮9克，白酒500毫升。

制法／ 将芫花根皮放入白酒中浸泡7日。

用法／ 内服，每日10～20毫升。

功效／ 适用于风湿性关节炎。

清暑益气汤

材料易得／制作时间短

材料／ 生黄芪、党参各15克，苍术、白术、麦冬、黄柏、泽泻、鳖甲各10克，当归、葛根、升麻各6克，青皮、陈皮、甘草各4.5克，五味子3克。

制法／ 将上述材料以水煎煮，去渣取汁。

用法／ 每日1剂，分2次服用。

功效／ 消暑祛湿、益气生津。适用于风湿性关节炎之低热不退者。

苏木土鳖虫汤

材料少／制作时间短

材料／ 苏木30克，寻骨风20克，土鳖虫12克，大戟6克。

制法／ 将上述材料以水煎煮。

用法／ 用药汁熏洗患处，每日1或2次。

功效／ 祛风、活血、止痛。适用于风湿性关节炎。

备注／ 大戟有毒，不可过量服用。

威灵仙酒丸

材料少／材料易得

材料／ 威灵仙100克，白酒500毫升，蜂蜜适量。

制法／ 将威灵仙放入白酒中浸泡3～7日，取出晾干，研成粉末；加入蜂蜜，制成药丸，每粒药丸约重8克。

用法／ 每次1粒，每日2次。

功效／ 适用于风湿性关节炎。

加味通痹汤

材料少／材料易得／制作时间短

材料／ 当归、黄芪各20克，制川乌、炙没药、皂角刺、炙甘草各10克。

制法／ 将上述材料以水煎煮，去渣取汁。

用法／ 每日1剂，分2次服用。

功效／ 温经祛寒、活络通痹。适用于风寒湿痹性骨关节炎。

棉花根烟

材料少／材料易得／制作时间短

材料／ 棉花根（干品）100～150克。

制法／ 将棉花根点燃，放入瓷盆中，当燃至一半时扑灭明火。

用法／ 用药烟熏烤患处，使患处出微汗为止。每日熏烤1次，每次约30分钟。

功效／ 适用于风湿性关节炎。

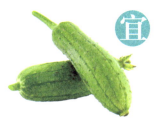

宜　雪梨、苦瓜、苦菜、丝瓜、菊花、冬瓜、马齿苋。

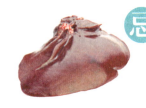

忌　醋、动物内脏、鲫鱼籽、蟹黄、蛋类、猪油、奶油、油条、香蕉、紫菜。

【0成本按摩方】·梁丘穴

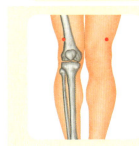

标准定位：在股前区，髌底上2寸，股外侧肌与股直肌肌腱之间。

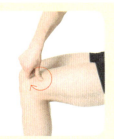

按摩方法：以手指指腹或指间关节向下按压，并做圈状按摩。

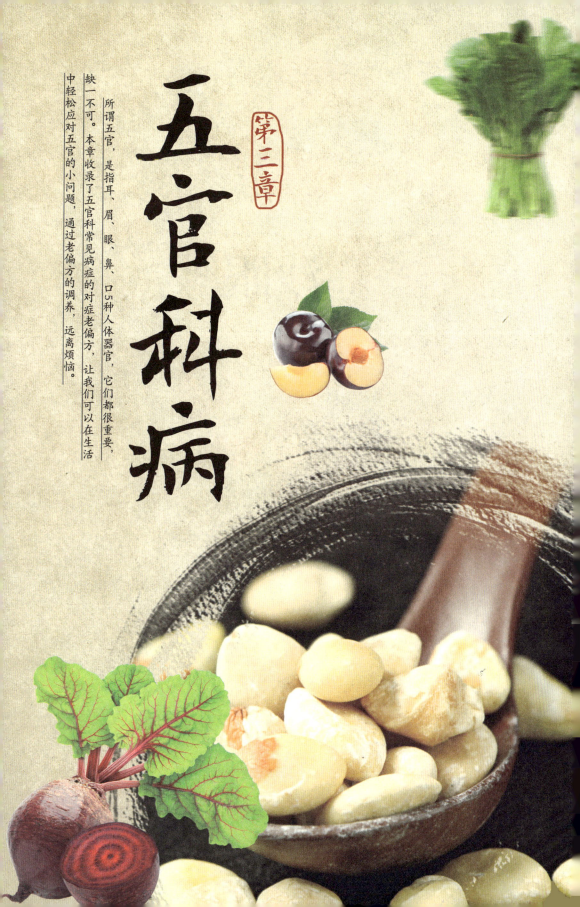

第三章

五官科病

所谓五官，是指耳、眉、眼、鼻、口5种人体器官，它们都很重要，缺一不可。本章收录了五官科常见病症的对症老偏方，让我们可以在生活中轻松应对五官的小问题，通过老偏方的调养，远离烦恼。

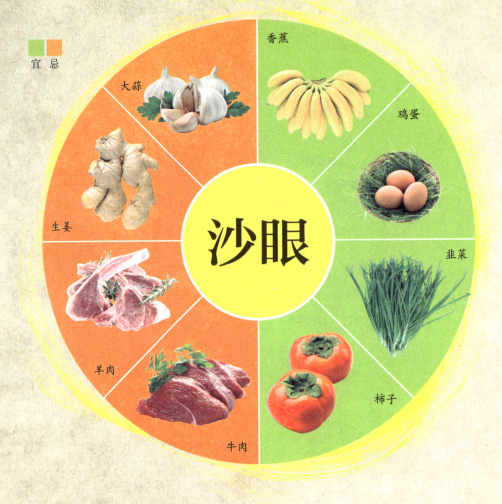

宜 忌

香蕉

大蒜

鸡蛋

生姜

沙眼

韭菜

羊肉

柿子

牛肉

【病症解析】

❶沙眼是由沙眼衣原体感染所致的慢性传染性结膜角膜炎，是致盲的主要疾病之一。

❷沙眼早期的症状不明显，部分患者出现刺痒、干涩、畏光、见风流泪的症状，晨起时眼角上有少量分泌物，夜间常感到眼睛疲惫不适、睁不开眼等。

【0成本按摩方】·睛明穴

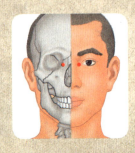

标准定位：在面部，目内眦角稍上方的凹陷中。

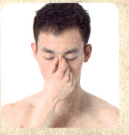

按摩方法：闭上眼睛，以食指和拇指指腹同时向内、向上方按压，力度要适中，以免损伤眼睛。

胆矾青盐水

材料少／材料易得／制作时间短

材料／胆矾3克，青盐3克。

制法／将胆矾与青盐溶于水。

用法／用药汁洗眼，每日1或2次。

功效／适用于沙眼。

蒲公英方

材料少／材料易得／制作时间短

材料／新鲜蒲公英3克。

制法／将新鲜蒲公英洗净，捣成汁，用高温消毒。

用法／将药汁滴入眼内，每次1滴，每日3次。

功效／清热解毒。适用于沙眼。

丝瓜汤

材料少／材料易得／制作时间短

材料／新鲜丝瓜3条。

制法／将丝瓜洗净，去蒂，切段；加入适量清水，煮汤。

用法／每日1剂，顿服。

功效／适用于沙眼。

二矾黄连木贼洗方

材料易得／制作时间短

材料／明矾、胆矾、黄连各3克，木贼10克。

制法／将上述材料以水煎煮，去渣取汁。

用法／用药汁熏洗患眼，每晚1次，1剂可连用7日；在再次使用前要煮沸，若患者感觉刺激性强，则可酌情加适量开水。

功效／适用于沙眼。

海螵蛸大蒜汁

材料少／材料易得

材料／海螵蛸、大蒜各适量。

制法／将大蒜剥皮并洗净后浸于蒸馏水中8小时，取出，用绞肉机绞碎，榨出蒜汁，过滤一下，沉淀24小时，取其上清液装入消毒瓶中，置于冰箱中；将海螵蛸切成长度为2.5～3厘米大小的条块，磨成长条扁平鸭嘴形棒，经高压消毒后浸入大蒜汁中24小时，即可使用。

用法／用药汁滴眼2次，翻转眼睑，充分暴露睑及穹窿结膜。

功效／杀菌明目。适用于各期沙眼。

备注／此药不宜与其他药物混用。

除风清脾饮

材料易得／制作时间短

材料／玄明粉（冲服）12克，陈皮、连翘、黄连、玄参、大黄、桔梗、生地黄、知母、黄芩各10克，防风8克，荆芥6克。

制法／将上述除玄明粉外的材料以水煎煮，去渣取汁，冲服玄明粉。

用法／每日1剂，分2次服用。

功效／祛风清脾、祛湿。适用于沙眼。

桑叶玄明粉方

材料少／制作时间短

材料／桑叶15克，玄明粉10克。

制法／将上述材料以水煎煮5分钟，去渣取汁。

用法／用药汁温洗患眼，每日2次。

功效／疏风清热、清肝明目。适用于浸润进行期沙眼。

青光眼

【病症解析】

❶ 青光眼是一种眼压增大、视神经损伤，并可导致失明的眼病。青光眼发病迅速，危害性大，是一种能随时导致失明的常见疑难眼病。

❷ 青光眼的病因复杂，因此症状也多种多样。青光眼最主要的症状有恶心、呕吐、虹视、头痛、视物不清楚等。

板蓝根夏枯草粥

材料易得

材料／板蓝根15克，粳米100克，夏枯草、红糖各30克。

制法／将夏枯草、板蓝根洗净，一同放入砂锅中，加入适量清水，煎煮20分钟，去渣取汁；将粳米淘净后放入砂锅中，加入适量清水，煮成稠粥；在粥将成时，加入药汁、红糖，用小火继续煨煮至沸即可。

用法／每日1剂，早、晚分食。

功效／清肝降火、明目降压。适用于急性充血性青光眼。

夏枯草枸杞叶饮

材料少／材料易得

材料／夏枯草30克，枸杞叶100克，冰糖10～15克。

制法／将夏枯草洗净，切碎；将带茎枝的枸杞叶洗净，切成小段，与夏枯草一同放入砂锅中，加入足量清水，先用大火煮沸，再用小火煮25分钟；离火，用洁净的纱布过滤取汁；加入冰糖，待冰糖溶化后搅拌均匀即可。

用法／每日1剂，早、晚分服。

功效／清泻肝火、利尿明目。适用于早期急性充血性青光眼。

归龙致心汤

材料易得／制作时间短

材料／黑栀子13克，当归、地龙、黑地榆各12克，红花10克，川芎、桃仁、鸡内金、僵蚕各6克。

制法／将上述材料以水煎煮，去渣取汁。

用法／每日1剂，分2次服用。

功效／养血活血、化瘀通络、清热息风。适用于原发性青光眼。

二冬粥

材料易得／制作时间短

材料／天冬、麦冬各15克，粳米120克，冰糖适量。

制法／将粳米淘洗干净，与天冬、麦冬一同放入锅中，加入适量清水，煮成二冬粥；加入冰糖，搅拌均匀。

用法／每日2次，每次1小碗。

功效／适用于闭角型青光眼伴有口干唇燥、大便干结症状者。

抗青汤

材料易得／制作时间短

材料／生地黄、茯苓、车前子（包煎）、菊花各30克，泽泻18克，枸杞子、茺蔚子、夏枯草、僵蚕各15克，当归、白芍、柴胡各10克，香附、甘草各6克，黄连3克，羚羊角1.5克（单煎）。

制法／将上述材料以水煎煮，去渣取汁。

用法／每日1剂，分3次服用。

功效／疏肝去火、清热生津。适用于青光眼。

菊花汤

材料少／材料易得／制作时间短

材料／甘菊花10克，米酒适量。

制法／将甘菊花洗净，剪碎，与米酒一同放入锅中，搅拌均匀，煮沸。

用法／每日1剂，分2次服用。

功效／适用于肝阳上亢型青光眼。

车前子龙胆草方

材料少／材料易得／制作时间短

材料／龙胆草5克，车前子15克，蜂蜜20克。

制法／将龙胆草、车前子用冷水浸泡20分钟，放入锅中；加入适量清水，煮20分钟，去渣取汁；待药汁转温后，加入蜂蜜调味即可。

用法／每日1剂，分早、晚2次服用。

功效／清泻肝火、降低眼压。适用于急性充血性青光眼，对头痛、眼睛胀痛、眼压增大者尤为适宜。

赤小豆金针菜

材料易得／制作时间短

材料／赤小豆、金针菜各30克，蜂蜜10克。

制法／将赤小豆、金针菜洗净，以水煎煮。

用法／加入适量蜂蜜服用，每日1或2剂。

功效／适用于青光眼。

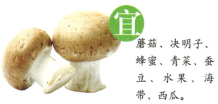

宜 蘑菇、决明子、蜂蜜、青菜、蚕豆、水果、海带、西瓜。

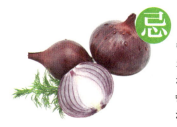

忌 胡椒、茴香、大蒜、辣椒、洋葱、芥末、咖喱、生姜、酒、浓茶。

【0成本按摩方】·鱼腰穴

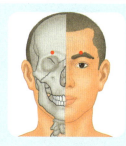

标准定位：在额部，瞳孔直上，眉毛正中。

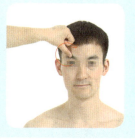

按摩方法：以手指指腹或指间关节向下按压，并做圈状按摩。

白内障

【病症解析】

❶ 眼睛的晶状体混浊称为白内障。

❷ 中医认为，本病系年老体弱、肝肾亏虚、精气不能上荣于目引起的晶状体代谢障碍。

❸ 白内障的临床症状为初起时视物模糊，眼前有黑点或黑影移动，或远望蒙昏、近视清晰；也有明处昏蒙、暗处清晰的现象，或视力快速下降。

地黄二子粥

制作时间短

材料/ 生地黄30克，青葙子、枸杞子各10克，粳米100克。

制法/ 将青葙子、枸杞子捣碎，与生地黄一同放入砂锅中，加入适量清水，用小火煮30分钟，取汁；将粳米煮成粥，加入药汁，再次煮沸即可。

用法/ 每日1剂，分早、晚2次服用。

功效/ 滋养肝肾、补阴明目。适用于早期老年性白内障。

菊花粥

材料少／制作时间短

材料/ 菊花500克，粳米60克。

制法/ 取秋季霜降前采摘的菊花，阴干，研成粉末；将粳米煮成粥，在粥将熟时，加入菊花末10克，煮沸即可。

用法/ 佐餐食用。

功效/ 滋养肝血、养颜明目。适用于由肝血虚导致的白内障，或视物不清、目生翳障、头目昏花等症状。

薄荷液

材料少／材料易得／制作时间短

材料/ 薄荷脑25克。

制法/ 每次取薄荷脑少许，放入小酒杯中，以温开水溶化为液体。

用法/ 用脱脂药棉蘸取薄荷脑药汁，先涂抹在印堂穴和双侧太阳穴上，然后将脱脂药棉放在鼻孔下嗅其气，每日3次。

功效/ 通窍明目。适用于白内障。

沙苑子猪肝汤

材料易得／制作时间短

材料/ 猪肝150克，沙苑子30克，龙眼肉6克，生姜1片，盐适量。

制法/ 将沙苑子和龙眼肉洗净；将猪肝洗净，切片；向砂锅中加入适量清水，用大火煮沸，放入沙苑子和龙眼肉；改用中火，继续煲2小时左右；放入猪肝片、生姜片；待猪肝片熟透后，加入盐调味即可。

用法/ 佐餐食用。

功效/ 滋补肝肾、养血明目。适用于早期老年性白内障。

女贞枸杞子甲鱼方

材料少／材料易得

材料／甲鱼1只（重约500克），女贞子15克，枸杞子30克，盐适量。

制法／将甲鱼宰杀后去内脏，洗净，放入锅中，加入适量清水，煮沸5分钟；捞出，剥去外壳，与洗净的枸杞子、女贞子一同放入锅中，用小火炖至甲鱼肉烂；加入盐调味即可。

用法／佐餐食用。

功效／滋补肝肾。适用于早期老年性白内障。

猪肝枸杞叶方

材料少／材料易得／制作时间短

材料／猪肝150克，鲜枸杞叶100克。

制法／将猪肝洗净，切条，与枸杞叶一同以水煎煮。

用法／每日1剂，分2次服用，温服。

功效／清肝明目。适用于老年性白内障。

凤尾草水

材料少／材料易得／制作时间短

材料／凤尾草适量。

制法／将凤尾草以水煎煮，去渣取汁。

用法／用药汁洗眼，每日1或2次。

功效／适用于白内障。

枸杞子牛骨髓粉

材料易得

材料／牛骨髓（烤干）500克，黑芝麻、枸杞子各300克，红糖200克，白砂糖100克。

制法／将黑芝麻、枸杞子洗净，晒干或烘干，与牛骨髓一同放入炒锅中，用小火焙炒，趁热研成粉末；加入红糖、白砂糖，搅拌均匀，在冷却后装入瓶中，加盖。

用法／每次30克，用沸水冲服，每日2次。

功效／滋补肝肾、益气养阴。

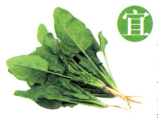

宜 牛奶、猪瘦肉、菠菜、绿豆、苋菜、白菜、萝卜、红薯、苦瓜。

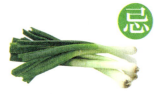

忌 葱、蒜、辣椒、猪肥肉、牛肉、羊肉、鹅肉、酒。

【0成本按摩方】·承泣穴

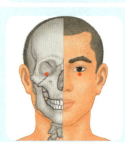

标准定位：在面部，位于眼球与眼眶下缘之间，瞳孔直下。

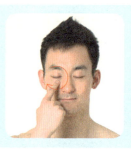

按摩方法：以手指指腹或指间关节向下按压，并做圈状按摩。

角膜炎

【病症解析】

❶ 角膜炎是指由角膜外伤、细菌及病毒侵入角膜引起的炎症，分为溃疡性角膜炎和非溃疡性角膜炎两类。

❷ 临床症状：患眼有异物感、刺痛感甚至烧灼感；球结膜表面混合性充血，伴有怕光、流泪、视力障碍和分泌物增加等症状；角膜表面浸润，有溃疡形成。

栀子决明滴眼方
材料易得

材料 / 车前叶、秦皮各50克，石膏64克，竹叶40克，栀子、薏仁、决明子各32克，细辛15克，蜂蜜60克。

制法 / 将前8种材料一同研成粉末，加入600毫升清水，煎取药汁140毫升，去渣；加入蜂蜜，再次煎至约剩80毫升，去渣取汁，装入瓶中。

用法 / 将药汁滴入眼内，每日3次。

功效 / 清热明目。适用于角膜炎。

金银花甘草绿豆羹
材料少／材料易得／制作时间短

材料 / 金银花30克，甘草5克，绿豆10克。

制法 / 将金银花、甘草以水煎煮，去渣取汁；用药汁煮绿豆，煮成绿豆羹。

用法 / 每日1剂，分上午、下午2次服用。

功效 / 散热解毒、抗病毒。适用于病毒性角膜炎，对眼花、畏光、视物模糊、角膜呈点状或树枝状且灰白色混浊者尤为适宜。

大青叶决明子饮
材料少／材料易得／制作时间短

材料 / 大青叶20克，决明子15克，绿茶1克。

制法 / 将大青叶、决明子洗净，切碎，与绿茶一同放入砂锅中；加入足量清水，浸泡片刻；用大火煮沸；改用中火，煮30分钟；用洁净的纱布过滤一下，取汁即可。

用法 / 每日1剂，分早、晚2次服用。

功效 / 清热解毒、抗病毒。适用于病毒性角膜炎，对眼痛、畏光、视物模糊、角膜呈点状或树枝状且灰白色混浊者尤为适宜。

当归芍芩木贼汤
材料易得／制作时间短

材料 / 甘菊、白蒺藜各12克，紫草10克，当归、生地黄、赤芍、黄芩、木贼、蝉蜕、生栀子各9克，甘草6克。

制法 / 将上述材料以水煎煮，去渣取汁。

用法 / 每日1剂，分2次服用。

功效 / 疏风、清热解毒、退翳明目。适用于浅层点状角膜炎。

决明子蒺藜洗眼方

材料少／材料易得／制作时间短

材料／决明子15克，野菊花、白蒺藜各9克。

制法／将上述材料放入1500毫升清水中，煮沸10分钟，去渣，倒入杯中。

用法／用药汁熏洗眼部，每日早、中、晚各1次。

功效／清肝明目。适用于角膜溃疡。

泻肝清热退翳方

材料易得／制作时间短

材料／龙胆草、柴胡、黄芩、栀子、黄连、蒲公英、生地黄、石膏、知母、大黄、玄明粉、枳壳、木通各10克。

制法／将上述材料以水煎煮，去渣取汁。

用法／每日1剂，分2次服用。10剂为1个疗程。

功效／泻肝清热、祛风退翳。适用于细菌性角膜炎。

金银花马兰头汁

材料少／材料易得／制作时间短

材料／新鲜金银花30克，鲜嫩蒲公英100克，鲜嫩马兰头50克。

制法／将新鲜金银花、鲜嫩蒲公英、鲜嫩马兰头分别洗净，用温开水浸泡片刻，捣碎取汁即可。

用法／每日1剂，分上午、下午2次服用。

功效／清热解毒、抗病毒。适用于病毒性角膜炎，对眼痛、畏光、视物模糊、角膜呈点状或树枝状且灰白色混浊者尤为适宜。

桑菊黄连洗眼方

材料易得／制作时间短

材料／桑叶、菊花、金银花各15克，防风、归尾、赤芍、黄连各10克。

制法／将上述材料以水煎煮，去渣取汁。

用法／用药汁熏洗患处。

功效／清肝散风、化瘀通络。适用于角膜溃疡、睑腺炎等。

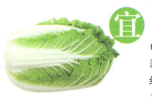

宜 白菜、萝卜、菠菜、苋菜、红薯、苦瓜、西瓜、丝瓜。

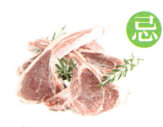

忌 辣椒、花椒、胡椒、茴香、芥末、桂皮、酒、羊肉。

【0成本按摩方】·攒竹穴

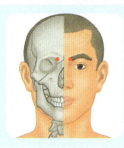

标准定位：在面部，眉毛的内侧，即眉头的凹陷处，左右各一。

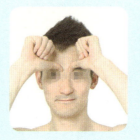

按摩方法：在自我保健时，可用两手拇指指腹按揉两侧的攒竹穴30~50次。

中耳炎

【病症解析】

❶ 中耳炎是中耳道因链球菌、葡萄球菌、肺炎双球菌等化脓性致病菌侵入而引起的炎症性病变，在临床上分为急性中耳炎和慢性化脓性中耳炎。

❷ 急性中耳炎的临床症状有耳痛、发热、听力减退、耳漏、头痛、全身不适、食欲不振、便秘等。慢性化脓性中耳炎一般由急性中耳炎拖延治疗而致，也可由其他部位的炎症引起，表现为耳漏、听力减退、眩晕、头痛等。

黄柏核桃油方

材料易得／制作时间短

材料／核桃油120克，黄柏、五倍子各9克，薄荷油1克，冰片细粉4.5克。

制法／将黄柏、五倍子切片，用核桃油炸至焦黄，过滤去渣；在冷却后兑入冰片细粉，加入薄荷油，搅拌均匀，装入瓶中。

用法／先用棉签蘸3%的双氧水洗去耳内脓液及痂皮，再以75%的酒精棉球给患处消毒，最后滴少许油入耳内，每日3～5次。

功效／清热解毒、消肿止痛。适用于由肝经湿热上攻引起的耳鸣耳聋、耳内生疮、肿痛刺痒、破溃流脓、久不收敛等症状。

滴耳半夏酒

材料少／材料易得

材料／生半夏50克，白酒150克。

制法／将生半夏研成粉末，置于容器中；加入白酒，浸泡24小时，取上清液即可。

用法／将患耳洗净，滴入数滴滴耳半夏酒，每日1或2次。

功效／消疮肿。适用于急、慢性中耳炎。

银黄半枝莲洗方

材料易得／制作时间短

材料／半枝莲20克，金银花、生大黄各15克，黄连6克。

制法／将上述材料放入300毫升清水中，煮至约剩100毫升，去渣取汁。

用法／用吸管吸取药汁，滴入耳中，待药汁灌满时侧耳倾出，并用消毒药棉吸干耳中的余液，每日早、中、晚各灌洗3次。

功效／清热解毒。适用于慢性中耳炎。

五倍子枯矾吹耳方

材料少／材料易得／制作时间短

材料／五倍子30克，枯矾6克。

制法／将五倍子烧炭存性，与枯矾一同研成粉末。

用法／取少许粉末，用纸卷或竹管轻轻吹入耳中。

功效／清热解毒、消肿止痛、燥湿止痒。适用于耳内猝然作痛。

冰片蛋黄油方

材料／冰片粉2克，熟鸡蛋3枚（取蛋黄）。

制法／将蛋黄放入铁锅中，用小火炒至蛋黄出油，将所出的油与冰片粉和匀。

用法／擦干耳内脓水，滴入冰片蛋黄油。每日3或4次。

功效／清热、消肿止痛、生肌。适用于耳底、耳内流脓，黄水疮，耳道疖肿未溃，慢性溃疡，烫伤等。

化痰祛瘀方

材料／桃仁、川芎、陈皮、茯苓、柴胡、石菖蒲、香附各12克，红花、半夏、僵蚕各9克，赤芍15克，甘草6克。

制法／将上述材料以水煎煮，去渣取汁。

用法／每日1剂，分早、晚2次服用。

功效／化痰祛瘀、通利经脉。适用于非化脓性中耳炎。

核桃仁油

材料／核桃仁适量。

制法／将核桃仁捣碎取油。

用法／用消毒棉签蘸取核桃仁油，擦患耳，每日2或3次。

功效／活血祛瘀、润燥散结。适用于慢性化脓性中耳炎。

白茯苓粥

材料／白茯苓15克，粳米50克。

制法／将白茯苓研成粉末，与粳米一同放入砂锅中；加入500毫升清水，煮成稠粥。

用法／每日2次，分早、晚温热服用。

功效／健脾渗湿。适用于慢性化脓性中耳炎，症见脾虚湿困，上犯耳窍，耳内流脓，量多而清稀，缠绵日久；头晕头重；倦怠乏力；纳少腹胀；大便时溏；面色萎黄无华等。

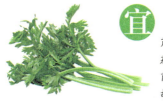

宜

芹菜、丝瓜、茄子、荠菜、茼蒿、黄瓜、胡萝卜。

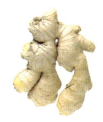

忌

生姜、酒、羊肉、辣椒。

【0成本按摩方】·颅息穴

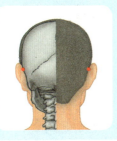

标准定位：在头部，角孙穴与翳风穴沿耳轮弧形连线的上、中1/3交点处。

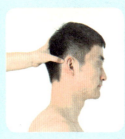

按摩方法：以手指指腹或指间关节向下按压，并做圈状按摩。

耳鸣

【病症解析】

① 耳鸣是指病人自觉耳内有鸣声，如蝉声，或如潮声的疾病。它是由听觉功能紊乱引起的。

② 耳鸣的发病机制较为复杂，可分为生理性耳鸣、传导性耳鸣、神经性耳鸣和客观性耳鸣等几种类型。

③ 耳鸣的伴随症状有头晕、头痛、鼻塞、失眠、紧张、平衡感变差等。

芝麻粥

材料少／材料易得／制作时间短

材料／黑芝麻15克，粳米50克。

制法／将黑芝麻微炒后研成芝麻泥，加入粳米和适量清水，一同煮成粥即可。

用法／佐餐食用。

功效／滋补肝肾、养血生津、润肠通便、乌须黑发。适用于老年人由肝肾亏损引起的腰膝酸软、头昏耳鸣、须发早白或慢性便秘等症状。

胡萝卜炖田螺

材料易得／制作时间短

材料／胡萝卜250克，田螺肉150克，生姜、葱、料酒、酱油、醋各适量。

制法／将胡萝卜洗净，切菱形块，与田螺肉一同放入砂锅中；加入清水、生姜、葱、料酒、炖至田螺肉软烂；加入酱油、醋调味即可。

用法／每日1剂。

功效／健脾养胃。适用于防止内耳上皮细胞及耳蜗、耳管萎缩，可促使内耳神经细胞再生。

清泻肝火方

材料易得／制作时间短

材料／大黄、龙胆草、黄芩各9克，芦荟、青黛、当归、木香、胆南星各10克，柴胡、青皮、栀子各6克，麝香3克，神曲12克。

制法／将上述材料以水煎煮，去渣取汁。

用法／每日1剂，分2次服用。

功效／清泻肝火。适用于由肝胆火盛导致的耳鸣，症见耳中突然鸣响、声高不绝，兼见头痛面赤、心烦易怒、目赤口苦、大便秘结、小便短赤、舌红苔黄、脉象弦数等。

芹菜粥

材料少／材料易得／制作时间短

材料／连根芹菜120克，粳米250克。

制法／将芹菜洗净，切碎，放入锅中；放入粳米和适量清水，煮成粥。

用法／每日1剂，分早、晚2次服用，连服数剂。

功效／清泻肝火。适用于由肝火上扰导致的耳鸣。

养阴补肾方

材料易得／制作时间短

材料／生地黄12克，当归、川芎、知母、黄柏、香附、白芷、柴胡各10克，白芍、黄芩各9克。

制法／将上述材料以水煎煮，去渣取汁。

用法／每日1剂，分2次服用。

功效／养阴补肾。适用于由肾阴亏损导致的耳鸣，症见耳内鸣响、头晕目眩、腰酸腿乏、遗精盗汗、五心烦热、舌红脉细。

补肾活血通窍方

材料易得／制作时间短

材料／葛根30～60克，黄芪20～30克，黄精、熟地黄、山药、山茱萸、牡丹皮、桃仁、红花、川芎、石菖蒲、路路通、陈皮各10克。

制法／将上述材料以水煎煮，去渣取汁。

用法／每日1剂，分早、晚2次服用。

功效／补肾益气、活血通窍。适用于耳鸣、耳聋。

菊花粥

材料少／材料易得／制作时间短

材料／菊花50克，粳米100克。

制法／先将菊花煎汤，再将菊花汤与粳米一同煮成粥。

用法／每日早、晚温服。

功效／清心除烦、清肝明目、降血压。适用于中老年人的心烦眩晕、耳鸣耳聋、肝火目赤等症状。

莲子粥

材料少／材料易得／制作时间短

材料／莲子肉30克，糯米100克。

制法／将莲子肉煮烂，加入糯米，一同煮成粥即可。

用法／佐餐食用。

功效／益精气、强智力、聪耳目、健脾胃。适用于由高血压引起的老年性耳鸣、耳聋等症状。

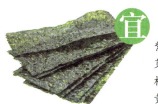

宜 紫菜、韭菜、苋菜、苹果、柑橘、核桃、黄瓜、白菜。

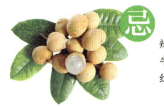

忌 辣椒、羊肉、牛肉、龙眼、红枣。

【0成本按摩方】·听宫穴

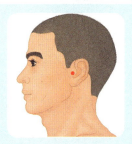

标准定位：在面部，耳屏前，下颌骨髁状突的后方，张口有凹陷处。

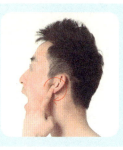

按摩方法：以手指指腹或指间关节向下按压，并做圈状按摩。

鼻炎

【病症解析】

① 鼻炎分为急性鼻炎和慢性鼻炎两种。鼻炎是鼻黏膜的非特异性炎症，是一种鼻科多发病。

② 鼻炎以鼻塞、多涕、头痛为主要特征。慢性化脓性鼻窦炎常继发于急性化脓性鼻炎，以多脓涕为主要表现，可伴有程度不一的鼻塞、头痛及嗅觉障碍等症状。

萝卜大蒜方

材料少／材料易得／制作时间短

材料／新鲜白萝卜、大蒜各适量。

制法／将白萝卜、大蒜分别捣碎，取汁，各取1毫升。

用法／将药汁滴入鼻孔中，早、晚各1次。7日为1个疗程，连用2个疗程。

功效／适用于慢性鼻炎。

鼻炎灵

材料易得

材料／苍耳子、白芷、辛夷各60克，冰片粉6克，薄荷霜5克，芝麻油500克，液状石蜡100克。

制法／将苍耳子、白芷、辛夷、芝麻油一同放入锅中，浸泡24小时；加热，待苍耳子、白芷、辛夷变成焦黄色时捞出；放入冰片粉、薄荷霜、液状石蜡，搅拌均匀，冷后过滤，装入瓶中。

用法／将药汁滴入鼻内，每次1或2滴，每日1或2次。

功效／祛风通窍。适用于慢性鼻炎。

温阳散风汤

材料易得／制作时间短

材料／枸杞子、桑葚、白芍各12克，白蒺藜、川芎、白芷、乌梅、蛇床子、锁阳、淫羊藿各10克，荜茇5克，细辛3克。

制法／将上述材料以水煎煮，去渣取汁。

用法／每日1剂，分2次服用。

功效／温补肺肾、祛风散寒。适用于过敏性鼻炎。

二花薄荷茶

材料少／材料易得／制作时间短

材料／菊花、栀子花各10克，薄荷、葱白各3克，蜂蜜适量。

制法／将上述材料用沸水冲泡，去渣取汁；加入蜂蜜，搅拌均匀即可。

用法／代茶饮用，每日1剂，连服3～5日，直至好转。

功效／清热解毒、疏风开窍。适用于急性鼻炎。

桔梗辛夷汤

材料易得／制作时间短

材料／ 山药、黄芪、薏苡仁各24克，白术、党参、茯苓各15克，桔梗12克，辛夷、白芷、苍耳子、广藿香各10克，石菖蒲9克。

制法／ 将上述材料以水煎煮，去渣取汁。

用法／ 每日1剂，分2次服用。

功效／ 润肺健肺。适用于慢性鼻炎。

辛夷苍耳麻黄汤

材料易得／制作时间短

材料／ 白术、黄芪各18克，鱼腥草15克，防风、荆芥各12克，辛夷、川芎各10克，苍耳子9克，升麻、甘草各6克，麻黄、细辛各3克。

制法／ 将上述材料以水煎煮，去渣取汁。

用法／ 每日1剂，分2次服用。

功效／ 发散风寒。适用于急性鼻炎。

祛风宣肺汤

材料少／材料易得／制作时间短

材料／ 苍耳子、蝉蜕各15克，炙麻黄、辛夷、甘草各9克。

制法／ 将上述材料以水煎煮2次，将两次的药汁搅拌均匀。

用法／ 每日1剂，分3次服用。

功效／ 祛风宣肺、通利鼻窍。适用于过敏性鼻炎，对鼻塞、发痒、喷嚏多、流清涕等症状的治疗效果较好。

蔓荆子薄荷茶

材料少／材料易得／制作时间短

材料／ 葱须20克，薄荷6克，蔓荆子15克。

制法／ 将上述材料以水煎煮，去渣取汁。

用法／ 代茶饮用，每日1剂。

功效／ 疏风开窍。适用于急、慢性鼻炎，症见鼻塞、发痒、流涕等。

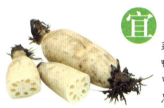

宜 莲藕、苦瓜、鸭肉、猪肉、甲鱼、银耳、黑木耳、雪梨、菊花。

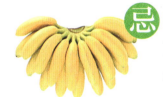

忌 香蕉、白酒、茴香、咖喱、辣椒。

【0成本按摩方】·迎香穴

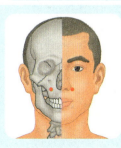

标准定位：在面部，鼻翼的外缘中点旁，鼻唇沟中。

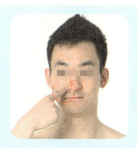

按摩方法：以手指指腹做圈状按摩。

咽炎

【病症解析】

❶ 咽炎是咽部黏膜、黏膜下及淋巴组织的弥漫性炎症。有害气体、粉尘等含有细菌的脏物进入人体容易引起咽炎。

❷ 咽炎的临床症状为咽部不适，如发干、有异物感或轻度疼痛、干咳、恶心、咽部充血呈暗红色、咽后壁可见淋巴滤泡等。咽炎患者因咽分泌物增多，所以常有清嗓的动作，吐白色痰液。

甘草桔梗麦冬散

制作时间短

材料 / 怀牛膝500克，甘草、桔梗、麦冬各250克，青果100克。

制法 / 将上述材料一同研成粉末，每10克为1包，用塑料袋封装起来。

用法 / 将粉末倒入保温杯中，用沸水冲泡，代茶饮用，每日1~2包。

功效 / 对慢性咽炎有辅助治疗作用。

参花汤

材料易得 / 制作时间短

材料 / 玄参150克，金银花、紫苏、牛膝、红花、白菊花、土桔梗、人中黄、陈皮各100克，藏青果、薄荷各50克。

制法 / 将上述材料捣碎，每袋10克，制成袋泡剂。

用法 / 将制好的袋泡剂放入中药蒸气雾化杯中，加入200毫升清水，在烧开后吸雾化的药汁蒸气20分钟，服用剩余的药汁。每日1次，每次1袋。

功效 / 适用于急性咽炎。

甘草荞麦野菊花汤

材料易得

材料 / 甘草、荞麦、野菊花、杏仁、桔梗、贯众、板蓝根各10克，射干、山豆根、马勃各15克。

制法 / 将上述材料以凉水浸泡30分钟，用小火煮25分钟，去渣取汁。

用法 / 每日1剂，分2次服用。5~7日为1个疗程。

功效 / 清热解毒、消肿利咽。适用于急性咽炎。

桔梗荆芥汤

制作时间短

材料 / 桔梗、荆芥、防风、浙贝母各15克，薄荷、紫苏各12克，僵蚕、生姜、桂枝、杏仁各10克，甘草6克。

制法 / 将上述材料以水煎煮，去渣取汁。

用法 / 每日1剂，分2次服用。

功效 / 疏风散寒、解毒利咽。适用于急性咽炎，症见咽部微痛、吞咽不利、口淡不渴、头痛无汗、鼻塞流涕、舌淡苔白。

紫草牡丹皮方

材料易得／制作时间短

材料／ 紫草、牡丹皮各7克，防风、蝉蜕各6克；甘草3克。

制法／ 将上述材料以水煎煮，去渣取汁。

用法／ 每日1剂，分2次服用。

功效／ 清热凉血、祛风。适用于慢性咽炎。

地丁栀子方

材料少／材料易得／制作时间短

材料／ 地丁、栀子各25克，胡黄连15克。

制法／ 将上述材料一同研成粉末，以水煎煮。

用法／ 温服，每次5克，每日2次。

功效／ 消炎凉血、祛病生新。适用于清浊不化、咽喉肿痛者。

鲜藕蜂蜜汁

材料少／材料易得／制作时间短

材料／ 鲜藕、蜂蜜各适量。

制法／ 将鲜藕绞成100毫升的汁，加入蜂蜜调味即可。

用法／ 每日1次，连服数日。

功效／ 对咽炎有一定的疗效。

玄参麦冬方

材料易得／制作时间短

材料／ 玄参15克，麦冬、桔梗、参须各10克，甘草6克，胖大海2枚。

制法／ 将上述材料以水煎煮，去渣取汁。

用法／ 代茶饮用，2日1剂。

功效／ 清热凉血、养阴利咽。适用于慢性咽炎。

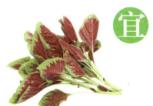

宜 白菜、萝卜、菠菜、苋菜、红薯、苦瓜、西瓜、丝瓜。

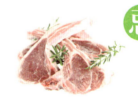

忌 辣椒、花椒、芥末、桂皮、白酒、羊肉、牛肉、油炸和烧烤类食物。

【0成本按摩方】·天突穴

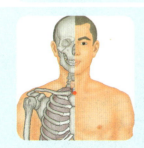

标准定位：在颈部，前正中线上，胸骨上窝中央。

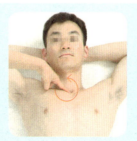

按摩方法：以手指指腹或指间关节向下按压，并做圈状按摩。

口腔溃疡

【病症解析】

❶ 口腔溃疡又称口疮，是发生在口腔黏膜上的浅表性溃疡；其大小可从米粒至黄豆大，呈圆形或卵圆形；溃疡面为口腔溃疡凹，周围充血；可由刺激性食物引发疼痛；一般1～2个星期可以自愈。

❷ 中医认为，本病主要由情志过激、郁而化火、心火上攻，或久病火热灼伤阴津引发。口腔溃疡分为心火亢盛、阴虚火旺两种证型。

猪蹄汤

制作时间短

材料 / 鲜猪蹄1只，白芷、黄芪、当归、蜂房、羌活、赤芍、甘草各15克。

制法 / 将上述材料放入药袋中，备用；将猪蹄去毛，洗净，放入锅中，加入适量清水并煮沸，去油渣，留清汤；将药袋放入清汤中，用小火煮30分钟，去渣取汁。

用法 / 温服，在口中含2～3分钟后咽下，每日多次。

功效 / 适用于阴虚火旺型口腔溃疡。

生地黄青梅饮

材料易得／制作时间短

材料 / 青梅30克，生地黄15克，石斛10克，甘草2克。

制法 / 将上述材料以水煎煮20分钟，去渣取汁。

用法 / 每日1剂，分2或3次服用，可连服数日。

功效 / 生津止渴、养阴清热、降火敛疮等。适用于口腔溃疡。

西红柿汁方

材料少／材料易得／制作时间短

材料 / 西红柿适量。

制法 / 将西红柿取汁。

用法 / 将西红柿汁含在口中，每次2～3分钟，每日多次。

功效 / 适用于复发性口腔溃疡。

茵陈蒿方

材料少／材料易得／制作时间短

材料 / 茵陈蒿30克。

制法 / 将茵陈蒿泡入250毫升沸水中。

用法 / 轻者每日漱口数次；重者代茶饮用，每日1剂，分3或4次饮用。

功效 / 适用于复发性口腔溃疡。

萝卜藕汁

材料少／材料易得／制作时间短

材料 / 生萝卜数个，鲜藕500克。

制法 / 将生萝卜和鲜藕捣碎，绞取汁液。

用法 / 含漱，每日数次，连用3日。

功效 / 清热除烦、生津止渴。

女贞叶方

材料少／材料易得／制作时间短

材料 / 鲜女贞叶7片。

制法 / 将鲜女贞叶以水煎煮，去渣取汁。

用法 / 1次饮完，每日3次。3日为1个疗程。

功效 / 适用于口腔溃疡。

马鞭草方

材料少／材料易得／制作时间短

材料 / 马鞭草30克。

制法 / 将马鞭草以水煎煮，去渣取汁。

用法 / 温服，每日1剂。3日为1个疗程。

功效 / 适用于口腔溃疡。

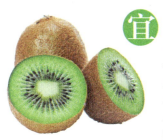

宜

栗子、苹果、猕猴桃、柿霜、西瓜、苦瓜、薄荷、冬瓜、金银花、绿豆、紫菜、海带。

灯心草方

材料少／材料易得／制作时间短

材料 / 灯心草适量。

制法 / 将灯心草放在生铁小平锅中，置于火上烧，直至灯心草从焦黄变黑且不燃为止，取出灯心草，研成粉末。

用法 / 取适量灯心草末涂于患处，每日3~5次。

功效 / 适用于口腔溃疡。

西瓜翠衣方

材料少／材料易得／制作时间短

材料 / 西瓜翠衣适量，白砂糖200克。

制法 / 将西瓜翠衣切小块，置于太阳下暴晒至半干；加入白砂糖，搅拌均匀，再暴晒至干。

用法 / 分多次食用。

功效 / 适用于口腔溃疡。

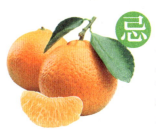

忌

羊肉、柑橘、荔枝、龙眼、胡椒、花椒、桂皮、辣椒、生姜、茴香。

【0成本按摩方】·上廉泉穴

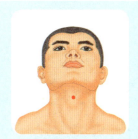

标准定位：位于颈前部正中，下颌骨下1寸处。

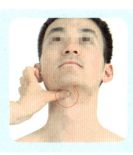

按摩方法：以手指指腹或指间关节向下按压，并做圈状按摩。

牙周炎

【病症解析】

❶ 牙周炎是侵犯牙龈和牙周组织的慢性炎症，是一种破坏性疾病。

❷ 牙周炎的症状为牙龈红肿、出血，不仅在刷牙时出血，有时在说话或咬硬物时也会出血，偶尔还会有自发性出血。

❸ 中医认为，肾主骨，肾气虚弱，骨失所养极易造成牙齿松动，宜选用滋阴补肾、活血行气、清热凉血的方剂来调理。

固齿散

材料易得／制作时间短

材料／滑石粉18克，甘草粉3克，朱砂粉0.9克，雄黄、冰片各1.5克。

制法／将上述材料一同研成粉末。

用法／在早、晚刷牙后，用牙刷蘸取粉末刷患处；或以25克粉末兑60克生蜜调匀，涂于患处，每日早、晚各1次。

功效／清热解毒、消肿止痛、化腐生肌、收敛止血。适用于牙周炎。

豆腐石膏汤

材料少／材料易得／制作时间短

材料／生石膏50克，豆腐200克，盐5克。

制法／将生石膏放入锅中，以水煎煮约1小时；加入豆腐，煮约30分钟；加入盐调味即可。

用法／饮汤吃豆腐，分2次温服。

功效／清泻胃热、解毒润燥。适用于由牙周炎引起的胃热、牙痛、牙龈红肿、口臭心烦等。

甘草雄黄散

材料易得／制作时间短

材料／甘草3克，朱砂0.9克，雄黄、冰片各1.5克，滑石粉18克。

制法／将上述材料分别研成粉末，并混合均匀。

用法／在刷牙后，用牙刷蘸取粉末刷患处，并可取30克粉末，用蜂蜜调成药糊，敷于患处，每日早、晚各1次。

功效／清热解毒、化腐生肌、收敛止血。适用于牙周炎，症见牙龈红肿、溃烂、萎缩、出血，牙根暴露，牙齿浮动而痛。

白酒鸡蛋羹

材料少／材料易得／制作时间短

材料／白酒100毫升，鸡蛋1枚。

制法／将白酒倒入瓷碗中，用火点燃白酒，将鸡蛋打入，不搅动，不放任何调料，待火熄蛋熟即可。

用法／1次服下，轻者每日1次，重者每日3次。

功效／适用于牙周炎。

牙痛

【病症解析】

❶ 中医认为，引起牙痛的原因很多。牙痛可分为风火牙痛、胃火牙痛、虚火牙痛等。

❷ 风火牙痛是由于虚火上升而引起的牙齿疼痛，牙龈红肿疼痛，遇风、热更痛。

❸ 胃火牙痛主要表现为牙龈红肿或出脓渗血，并可引起头痛，伴有口渴、口臭等症状。

❹ 虚火牙痛主要表现为牙齿隐痛，牙龈微红、微肿，牙齿松动，伴有心烦失眠等症状。

五味散

制作时间短

材料 / 防风、荜茇、细辛、白芷各5克，高良姜4克。

制法 / 将上述材料焙黄，研为极细的粉末，和匀，装瓶备用。

用法 / 用医用脱脂棉蘸取少许粉末，塞入鼻孔中（左侧牙痛则塞入右鼻孔中，右侧牙痛则塞入左鼻孔中），塞好后深呼吸2分钟，每日早、晚各用药1次。

功效 / 祛风、消炎、止痛。适用于牙痛。

石膏细辛丹皮散

材料易得／制作时间短

材料 / 生石膏15克，细辛、升麻、大黄各3克，牡丹皮4克，黄连5克，生地黄6克。

制法 / 将上述材料一同研成粉末，每次取粉末6克，用水调成药糊。

用法 / 将药糊敷于脐部，先用消毒纱布覆盖，再用胶布固定，每日换药1次。

功效 / 清胃火、通便。适用于胃火牙痛、牙龈肿痛、大便干结者。

绿豆鸡蛋甜茶

材料少／材料易得／制作时间短

材料 / 绿豆100克，鸡蛋1枚，冰糖适量。

制法 / 将绿豆洗净，放入锅中，加入适量清水，煮至绿豆熟烂；加入冰糖，煮至其溶化；打入鸡蛋，搅拌均匀。

用法 / 稍凉后1次服完。

功效 / 清热、止痛。适用于风热牙痛者。

五倍子方

材料少／材料易得／制作时间短

材料 / 五倍子9克。

制法 / 将五倍子以水煎煮，去渣取汁。

用法 / 用药汁漱口，每日1次。

功效 / 适用于牙痛。

徐长卿方

材料少／材料易得／制作时间短

材料 / 徐长卿12克。

制法 / 将徐长卿以水煎煮2次，将2次的药汁混合均匀。

用法 / 每日1剂，分2次服用。

功效 / 适用于牙痛。

功效 / 清凉、消炎。适用于鼻窦炎、牙痛等。

沙参细辛茶
材料少／材料易得／制作时间短

材料 / 沙参30克，细辛3克。

制法 / 将沙参和细辛研成粉末，用纱布包好，放于保温容器中，冲入适量沸水，盖上盖，闷15分钟左右。

用法 / 代茶饮用，1日内饮完。

功效 / 养阴清热。适用于牙痛。

菊花甘草茶
材料少／材料易得／制作时间短

材料 / 白菊花15克，甘草5克，绿茶2克。

制法 / 将甘草以水煎沸10分钟，趁沸加入白菊花、绿茶，搅拌均匀，去渣取汁。

用法 / 每日1剂，分3次温服。

玄明粉方
材料少／材料易得／制作时间短

材料 / 玄明粉30克。

用法 / 取适量玄明粉放于牙痛处，轻轻咬住，咽后再取适量玄明粉放于牙痛处，轻轻咬住，连续咬、咽至痛止。

功效 / 适用于胃火牙痛。

咸橄榄芦根茶
材料少／材料易得／制作时间短

材料 / 干芦根30克，咸橄榄4个。

制法 / 将干芦根切碎，将干橄榄去核，将二者以水煎煮。

用法 / 代茶饮用，每日1剂。

功效 / 清热解毒、泻火生津。适用于牙周炎、牙痛。

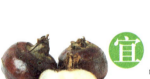

宜 南瓜、西瓜、荸荠、芹菜、苦瓜、白萝卜、绿豆。

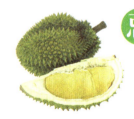

忌 榴梿、荔枝、龙眼、胡椒、洋葱、辣椒、生姜、茴香。

【0成本按摩方】·承浆穴

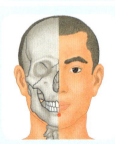

标准定位：在面部，颏唇沟的正中凹陷处。

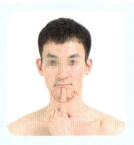

按摩方法：以手指指腹或指间关节向下按压，并做圈状按摩。

牙龈肿痛

【病症解析】

1. 牙龈肿痛初期，牙龈呈局限性红肿，先硬后软，患牙有浮出或伸长感，自觉疼痛，触动患牙痛剧，后期牙齿松动，有溢脓或穿溃出脓，腮颊肿胀。
2. 牙龈肿痛主要由风热外袭、秽毒郁结、脾胃火盛、气血虚弱等引起。

止牙痛茶

材料少／制作时间短

材料／ 大黄15克，生石膏30克。

制法／ 将上述材料放入砂锅中，加入适量清水，煎煮15～20分钟，煎出汁液即可。

用法／ 每日1剂，代茶饮用。

功效／ 清热、泻火。适用于胃火牙痛、牙龈肿痛者。

双花茶

材料少／材料易得／制作时间短

材料／ 金银花、野菊花各30克，白糖适量。

制法／ 将金银花、野菊花用水煎沸5分钟左右，或用沸水冲泡，待晾至温热后加入白糖调匀。

用法／ 每日1剂，代茶饮用。

功效／ 清热生津、解毒消肿。适用于由胃火炽盛导致的牙龈肿痛、龈沟溢脓等症状。

天胡荽醋方

材料少／制作时间短

材料／ 鲜天胡荽60克，醋适量。

制法／ 将鲜天胡荽用冷开水洗净，捣碎，浸入醋中。

用法／ 将醋浸天胡荽含在口中，5分钟后吐出，每日含3或4次。

功效／ 清热利尿、消肿解毒。适用于齿龈出血者。

疏风消肿方

材料易得／制作时间短

材料／ 金银花、蒲公英各10克，野菊花、紫花地丁、紫背天葵、连翘、蝉花各9克。

制法／ 将上述材料以水煎煮，去渣取汁。

用法／ 每日1剂，分早、晚2次服用。

功效／ 疏风消肿、清热解毒。适用于由风热外袭导致的牙龈肿痛，症见牙龈红肿、坚硬、掀热疼痛、恶寒发热、头痛、脉浮数、舌红苔薄黄。

磨盘草醋方

材料少／材料易得／制作时间短

材料／鲜磨盘草根、醋各适量。

制法／将鲜磨盘草根洗净，切成细丝，浸入醋中1小时。

用法／将浸过醋的鲜磨盘草根用布包住，含在嘴里，可加入少许糖调味，5分钟后吐出。

功效／解毒祛风、散瘀止血。适用于牙龈出血者。

生地黄天冬茶

材料少／材料易得／制作时间短

材料／生地黄15克，天冬10克。

制法／将上述材料放入砂锅中，加入适量清水，煮沸20分钟，去渣取汁。

用法／代茶温饮，每日1剂。药渣可再次使用。

功效／养阴滋肾。适用于牙痛、上火，症见牙龈肿痛、口干口苦。

金银花甘草饮

材料少／材料易得／制作时间短

材料／金银花15克，生甘草10克。

制法／将上述材料以水煎煮，去渣取汁。

用法／每日1剂，分2次服用，连服3日。

功效／对牙龈肿痛有明显的疗效。

细辛川芎茶酊

材料易得

材料／细辛、川芎各3克，茶叶、花椒各5克，生石膏45克，75％的食用酒精300毫升。

制法／将前5种材料一同研成粉末，放入瓶中；加入酒精，浸泡7日；隔水煮沸30分钟，取汁。

用法／将药用棉球在药汁中浸过，放在牙痛处，用上下牙咬紧，在痛止后5～10分钟去掉药用棉球。

功效／散瘀止血、消炎止痛。适用于牙痛。

宜 南瓜、西瓜、荸荠、芹菜、苦瓜、白萝卜、绿豆。

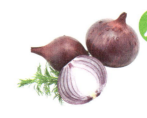

忌 榴梿、荔枝、龙眼、胡椒、洋葱、辣椒、生姜、茴香。

【0成本按摩方】·夹承浆穴

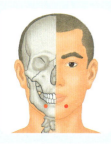

标准定位：在面部，承浆穴旁开1寸处。

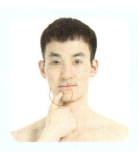

按摩方法：以手指指腹或指间关节向下按压，并做圈状按摩。

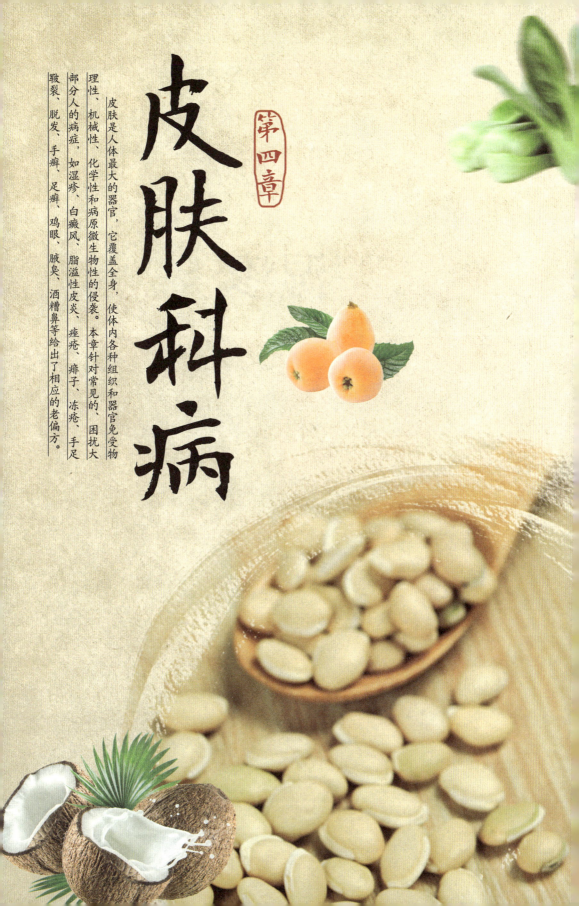

皮肤科病

皮肤是人体最大的器官，它覆盖全身，使体内各种组织和器官免受物理性、机械性、化学性和病原微生物性的侵袭。本章针对常见的、困扰大部分人的病症，如湿疹、白癜风、脂溢性皮炎、痤疮、痱子、冻疮、手足皲裂、脱发、手癣、足癣、鸡眼、腋臭、酒糟鼻等给出了相应的老偏方。

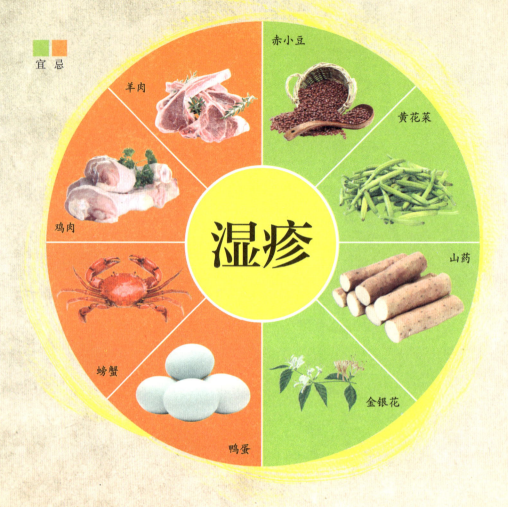

宜 忌

湿疹

赤小豆
黄花菜
山药
金银花
鸭蛋
螃蟹
鸡肉
羊肉

【病症解析】

❶ 湿疹是一种常见的炎症性皮肤病，特点为表皮局部有剧烈瘙痒、多形损害，皮损处有渗液，分为急性湿疹、亚急性湿疹、慢性湿疹3种。

❷ 中医认为，湿疹是由人体正气不足、风热内蕴、外感风邪、风湿热邪相搏、浸淫肌肤导致的。

【0成本按摩方】·百虫窝穴

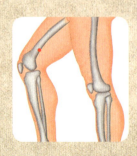

标准定位：在股前区，髌底内侧端上3寸处。

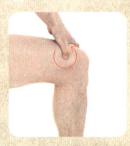

按摩方法：以手指指腹或指间关节向下按压，并做圈状按摩。

三仁饼

材料易得／制作时间短

材料／ 小麦粉200克，核桃仁15克（研碎），花生仁20克（去皮，研碎），茯苓粉100克，发酵粉、松子仁各适量。

制法／ 将小麦粉、茯苓粉和匀，加入适量清水，调成糊状；放入发酵粉，搅拌均匀；将核桃仁、花生仁、松子仁撒于面团内，烙制成饼。

用法／ 当主食或者点心食用。

功效／ 养血润燥、滋阴除湿。适用于血燥型湿疹。

泽泻苦参车前子方

材料易得／制作时间短

材料／ 泽泻、苦参、车前子各15克，茯苓、白术、黄柏、枳壳各10克。

制法／ 将上述材料放入砂锅中，加入适量清水，浸泡30分钟；煎煮30分钟，倒出药汁；继续在锅中加入清水，煎煮20分钟，去渣取汁，将2次煎得的药汁混合在一起。

用法／ 每日1剂，分早、晚2次服用。7～10日为1个疗程。

功效／ 清热补虚、祛湿健脾。适用于脾虚湿盛型湿疹。

三黄方

材料少／材料易得／制作时间短

材料／ 大黄10克，黄连、黄芩各5克。

制法／ 将上述材料以水煎煮，去渣取汁。

用法／ 每日1剂，顿服数日。

功效／ 清热除湿。适用于湿热壅盛型急性湿疹。

苹果胡萝卜水

材料少／材料易得／制作时间短

材料／ 苹果、胡萝卜各适量。

制法／ 将苹果和胡萝卜分别洗净，均切成薄片，放入锅中；加入适量清水，煮6～10分钟，倒出果汁即可饮用。

用法／ 温服，每次约200毫升，每日2次。

功效／ 适用于小儿湿疹。

备注／ 可在果汁中酌情添加冰糖，放入冰箱冷藏后口感会更好。

野菊花洗剂

材料少／材料易得／制作时间短

材料／ 野菊花（全草）250克，陈石灰粉适量。

制法／ 将野菊花（全草）切碎，置于铝锅中；加入2000毫升清水，用小火煎至约剩800毫升，去渣取汁。

用法／ 用药汁熏洗患处15分钟，在熏洗完后立即用洁净的陈石灰粉扑之，每日2次。长期使用会有明显的疗效。

功效／ 对湿疹有较好的疗效。

核桃皮方

材料少／材料易得

材料／ 核桃7或8个（取皮），60度的白酒适量。

制法／ 将核桃皮泡入白酒中，以没过核桃皮为限，泡7日即可。

用法／ 将药酒涂于患处，每日2或3次。

功效／ 适用于湿疹。

备注／ 用药期间忌吃刺激性食物和发性食物。

白癜风

【病症解析】

❶ 白癜风是一种常见的后天性局限性或泛发性皮肤色素脱失病，由皮肤的黑素细胞的功能消失引起，在全身各部位均可发生，常见于指背、腕、前臂、颜面、颈项及生殖器周围等。

❷ 白癜风的发病原因尚不明确，目前的研究认为它主要与遗传因素、自身免疫力、精神与神经因素、微量元素缺乏、外伤和日晒等因素有关。

苍耳草膏
材料少／材料易得

材料／鲜苍耳草适量。

制法／将鲜苍耳草洗净，切断，以水煎煮，去渣取汁，低温蒸发，浓缩成药膏。

用法／内服，每次6～15克，每日2次。

功效／消炎解毒、祛风除湿。适用于白癜风。

马齿苋韭菜包子
材料易得

材料／马齿苋、韭菜、面粉、葱末、生姜末、植物油、酱油、盐、鸡蛋各适量。

制法／将马齿苋、韭菜分别洗净，阴干2小时，切成碎末；将鸡蛋煮熟，去壳，捣碎；将马齿苋末、韭菜末、鸡蛋碎拌在一起，加入盐、酱油、植物油、葱末、生姜末，做成馅；和面，与馅制成包子，放在蒸笼中蒸熟。

用法／每日1次，按自己的食量食用。

功效／清热祛湿、散血解毒。适用于白癜风。

参芪防风消白方
材料易得／制作时间短

材料／黄芪、茯苓、何首乌、丹参、蒺藜各20克，党参15克，白术、山药、红花、当归、防风、白扁豆各10克，砂仁6克。

制法／将上述材料以水煎煮，取汁200克。

用法／每日1剂，分2次服用。儿童用量酌减。

功效／调和脾胃、和营通络、润肤祛斑。

二黄生姜方
材料少／材料易得／制作时间短

材料／雄黄、硫黄、白矾各1克，生姜适量。

制法／将雄黄、硫黄、白矾一同研成粉末；将生姜捣碎成泥，与粉末调匀，做成药膏。

用法／取适量药膏，用纱布包起来，外擦患处，每日2次。30日为1个疗程。

功效／祛风燥湿。适用于白癜风。

备注／在反复擦患处时，以皮肤发红为度，用药期间忌食辛辣食物，如辣椒等。

扶正固本汤

材料易得／制作时间短

材料 / 炙黄芪、制何首乌、熟地黄各30克，补骨脂20克，枸杞子、女贞子各15克，桑葚、生甘草各10克，当归12克。

制法 / 将上述材料以水煎煮，取汁200克。

用法 / 每日1剂，分早、晚2次服用。儿童用量酌减。1个月为1个疗程。

功效 / 祛风通络、除湿止痛。适用于白癜风。

白蒺藜子方

材料少／材料易得／制作时间短

材料 / 白蒺藜子180克。

制法 / 将白蒺藜子研成粉末。

用法 / 每次6克，用沸水冲服，每日2次。

功效 / 适用于白癜风。

杏仁方

材料少／材料易得／制作时间短

材料 / 杏仁适量。

制法 / 将杏仁捣碎，研成粉末。

用法 / 取适量粉末涂于患处，揉搓至局部皮肤发红。每日早、晚各1次。

功效 / 适用于白癜风。

蛇床子硫黄方

材料易得／制作时间短

材料 / 蛇床子、硫黄、雄黄、枯矾、密陀僧各6克，冰片3克，凡士林适量。

制法 / 将上述除凡士林外的材料研成粉末，加入凡士林，做成药膏。

用法 / 将药膏敷于患处，每日1次。10日为1个疗程。

功效 / 适用于白癜风。

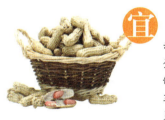

宜 动物肝肾、蛋、牛奶、豆制品、花生、芝麻、核桃、贝壳类食物。

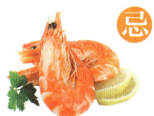

忌 辣椒、酒、菠菜、鱼、虾、羊肉、竹笋、咸菜。

【0成本按摩方】·曲池穴

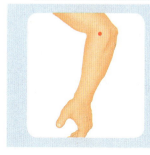

标准定位：在肘横纹外侧端，屈肘，即尺泽穴与肱骨外上髁连线的中点处。

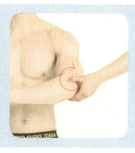

按摩方法：单手握住另一只手的手臂，以手指指腹或指间关节向下按压，并做圈状按摩。

脂溢性皮炎

【病症解析】

❶ 脂溢性皮炎又称脂溢性湿疹，是发生在皮脂腺丰富部位的一种慢性丘疹鳞屑性炎症性皮肤病，多见于成人和新生儿。

❷ 脂溢性皮炎的初期表现为毛囊周围炎症性丘疹，之后随病情发展可表现为界限比较清楚、略带黄色的暗红色斑片，其上覆盖油腻的鳞屑或痂皮。

清脾除湿饮
材料易得／制作时间短

材料／ 生地黄30克，生甘草6克，连翘15克，茵陈12克，赤茯苓、白术、苍术、黄芩、玄明粉、麦冬、栀子、泽泻、枳壳各9克，灯心草、竹叶各3克。

制法／ 将上述材料以水煎煮，去渣取汁。

用法／ 每日1剂，分2或3次服用。

功效／ 清脾利湿、清热解毒。适用于脂溢性皮炎。

王不留行苍耳子方
材料易得／制作时间短

材料／ 王不留行、苍耳子各30克，苦参15克，明矾9克。

制法／ 将上述材料放入1500毫升清水中，煮沸，去渣，将药汁倒入盆中。

用法／ 用药汁温洗头部，每次15分钟，隔3日再洗1次，每剂可洗2次。

功效／ 祛风止痒、除湿。适用于头部脂溢性皮炎。

透骨草洗方
材料易得／制作时间短

材料／ 透骨草、侧柏叶各120克，皂角60克，明矾9克。

制法／ 将上述材料放入2000毫升清水中，煮沸，再煮10分钟，待凉至温热时即可。

用法／ 用药汁洗头部或全身，每次洗15分钟，每周洗2次。

功效／ 祛燥湿、除脂、止痒。适用于脂溢性脱发和脂溢性皮炎。

猪胆方
材料少／材料易得／制作时间短

材料／ 猪胆1个。

制法／ 将猪胆取汁，将猪胆汁倒入半盆温开水中，搅拌均匀。

用法／ 用猪胆汁洗头部或将猪胆汁涂于患处，同时把油脂状鳞屑洗掉，再用清水洗1次，每日1次。

功效／ 适用于脂溢性皮炎。

白鲜皮生地酒

材料少／材料易得

材料／ 鲜生地黄30克，白鲜皮15克，白酒150毫升。

制法／ 将鲜生地黄和白鲜皮浸泡在白酒中，5日后去渣取汁。

用法／ 用药酒涂抹头部。

功效／ 清热解毒、祛风除湿。适用于头部脂溢性皮炎。

山楂方

材料少／材料易得／制作时间短

材料／ 山楂12克。

制法／ 将山楂以水煎煮，去渣取汁。

用法／ 每日1剂，分2或3次服用。

功效／ 适用于脂溢性脱发。

胡麻仁方

材料少／材料易得／制作时间短

材料／ 胡麻仁适量。

制法／ 将胡麻仁以水煎煮，去渣取汁。

用法／ 随量饮用。

功效／ 适用于头、面部脂溢性皮炎。

生地黄粥

材料少／材料易得／制作时间短

材料／ 生地黄汁50毫升，粳米60克，生姜3片。

制法／ 将粳米放入适量清水中并煮沸；加入生地黄汁和生姜，待粳米熟后即可。

用法／ 每日1剂，分2次服用。

功效／ 解毒消暑、滋肺养胃。适用于脂溢性皮炎。

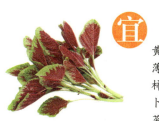

宜 黄瓜、苦瓜、薄荷、西红柿、白菜、萝卜、大豆、芹菜、菠菜、苋菜、海带。

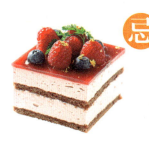

忌 肥肉、油炸类食物、甜食、辣椒、芥末、胡椒、花椒、咖啡、浓茶。

【0成本按摩方】·曲池穴

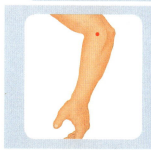

标准定位：在肘横纹外侧端，屈肘，即尺泽穴与肱骨外上髁连线的中点处。

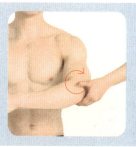

按摩方法：单手握住另一只手的手臂，以手指指腹或指间关节向下按压，并做圈状按摩。

痤疮

【病症解析】

①痤疮是一种常见的毛囊皮脂腺的慢性炎症性疾病，好发于青少年，对青少年的心理和社交影响很大，但在青春期后往往能自然减轻或痊愈。

②痤疮的临床症状以好发于面部的粉刺、丘疹、脓疱、结节等多形性皮损为特点。

③本病多由饮食不节，过食辛辣油腻之品，湿热蕴结或肺经风热熏蒸、蕴阻肌肤而致。

山楂香蕉汤

材料少／材料易得／制作时间短

材料／ 山楂30克，香蕉2根，冰糖适量。

制法／ 将山楂洗净，切片；将香蕉剥皮，切块；将山楂片放入锅中，加入适量清水，用中火煮10分钟；加入香蕉块和冰糖，在水开后稍煮片刻即可。

用法／ 每日2次，每次1剂，连服数日。

功效／ 清热解毒。适用于丘疹型、结节型、聚合型痤疮并伴有显著脂溢或大便不畅症状者。

玫瑰藕粉汤

材料易得／制作时间短

材料／ 藕粉60克，玫瑰花（鲜品）30克，白砂糖15克。

制法／ 将玫瑰花洗净，撕成瓣状；将藕粉用凉水调散；向锅中加入300毫升清水，用大火煮沸；将藕粉徐徐倒入，加入白砂糖、玫瑰花即可。

用法／ 饮汤，随意饮用。

功效／ 适用于女性由血瘀造成的肤色暗淡、粉刺等症状。

白果方

材料少／材料易得／制作时间短

材料／ 白果适量。

制法／ 将白果的外壳去掉，将果仁切成平面的。

用法／ 在每晚睡觉前，用温开水洗净患处（不要用肥皂），用白果频搽患处。一般7～14日为1个疗程。

功效／ 适用于痤疮。

绿豆百合粥

材料易得／制作时间短

材料／ 绿豆100克，百合50克，粳米、冰糖各适量。

制法／ 将绿豆洗净，以清水煮至开裂；加入粳米，煮成粥；加入百合，煮片刻；加入冰糖调味即可。

用法／ 每日1剂，分2次服用。

功效／ 适用于湿热蕴结型痤疮。

绿豆粉

材料少／材料易得／制作时间短

材料／绿豆适量。

制法／将绿豆研成粉末。

用法／在晚上睡前取10克粉末，用温开水煮成绿豆糊，待冷却。将绿豆糊敷于患处，连用数日。

功效／适用于痤疮。

芦荟叶方

材料少／材料易得／制作时间短

材料／鲜芦荟叶3～5片，凡士林适量。

制法／将鲜芦荟叶洗净，捣碎，绞汁；加入凡士林，配成7％的药膏。

用法／用药膏揉擦患处，每日早、晚各1次。

功效／适用于痤疮。

海带清热汤

材料少／材料易得／制作时间短

材料／海带、绿豆、红糖各50克。

制法／将海带洗净，切段；将绿豆洗净；将海带段、绿豆放入500毫升清水中，煮至绿豆烂；加入红糖，搅拌均匀。

用法／饮汤食绿豆、海带。

功效／可改善痤疮。

丹参方

材料少／材料易得／制作时间短

材料／丹参100克。

制法／将丹参研成粉末。

用法／内服，每次3克，每日3次。

功效／适用于痤疮。

备注／一般在2周后痤疮即可好转，在第6～8周，痤疮减少，可逐渐减为每日1次。

蛇胆汁雪花膏

材料少／制作时间短

材料／蝮蛇胆汁0.5毫克，雪花膏500克。

制法／将二者混合均匀，做成药膏。

用法／每日早、晚先用温开水洗脸，待脸干后，取适量药膏轻轻涂抹患处。坚持使用方可见效。

功效／消炎抑菌。适用于痤疮。

土瓜根膏

材料少／材料易得／制作时间短

材料／土瓜根60克。

制法／将土瓜根研成粉末，以浆水做成药膏，储存在瓷盆中。

用法／在睡前洗脸后将药膏涂于患处。

功效／泻热消瘀。适用于痤疮。

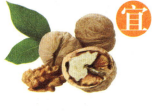

宜 胡萝卜、豆腐、鸡蛋、牛奶、核桃、鱼、花生、猪瘦肉、动物肝脏、苹果。

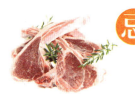

忌 肥肉、糖、羊肉、公鸡、咸肉、香肠、螃蟹、虾、浓茶、咖啡。

痱子

【病症解析】

① 痱子是在夏季或炎热环境中常见的表浅性、炎症性皮肤病。

② 在高温闷热环境中，大量的汗液不易蒸发，使角质层浸渍肿胀，汗腺导管变窄或阻塞，导致汗液潴留、汗液外渗周围组织，形成丘疹、水疱或脓疱。痱子好发于皱襞部位。

③ 根据汗腺导管损伤和汗液溢出部位的不同，临床上将痱子分为晶形粟粒疹、红色粟粒疹、脓疱性粟粒疹和深部粟粒疹4种类型。

盐水热敷方

材料少／材料易得／制作时间短

材料／ 盐适量。

制法／ 将盐放入锅中，炒至焦黄，取出，放凉。

用法／ 取适量盐置于盆中，加入适量温开水，盐与温开水的比例为1：100，使盐完全溶解；取一条干毛巾，放入盆中蘸湿，略拧，敷于患处，每日数次。建议长期使用。

功效／ 清热解毒。适用于痱子。

绿豆桑叶方

材料易得／制作时间短

材料／ 绿豆粉、飞滑石各40克，制炉甘石10克，薄荷脑、枯矾各4克，霜桑叶200克。

制法／ 将上述除霜桑叶外的材料一同研成粉末；将霜桑叶装入布袋中，扎紧袋口，放入1000毫升清水中煎煮，取汁。

用法／ 用霜桑叶水洗澡，用粉末擦患处。

功效／ 清凉消暑。适用于痱子。

三黄白芷冰片方

材料易得

材料／ 生大黄30克，黄连15克，白芷、冰片各9克，黄芩10克，75％的酒精500毫升。

制法／ 将生大黄、黄连、白芷、黄芩一同研成粉末；加入冰片，研匀；浸入75％的酒精中7日以上。

用法／ 用棉签蘸取药酒涂于患处，每日3次。

功效／ 清热解毒。适用于痱子、热疖等。

消痱汤

材料易得／制作时间短

材料／ 芦根30克，金银花、大青叶各20克，蝉蜕、薄荷（后下）、甘草各6克，荆芥、桔梗、藿香、神曲各12克。

制法／ 将上述材料以水煎煮2次，将2次的药汁搅拌均匀。

用法／ 每日1剂，分2次服用。

功效／ 清热解毒。适用于因暑热而生痱子者。

桃叶方

材料少／材料易得／制作时间短

材料／ 桃叶50克。

制法／ 将桃叶洗净，放入500毫升清水中，煮至约剩250毫升即可。

用法／ 用煮过桃叶的水直接涂抹患处，每日3～5次。

功效／ 止痒。适用于痱子。

枇杷叶洗方

材料少／材料易得／制作时间短

材料／ 枇杷叶60克。

制法／ 将枇杷叶以水煎煮，取汁，倒入浴盆中。

用法／ 洗浴全身，每日1次。

功效／ 清热解毒、止痒。可预防和缓解由痱子引起的不适。

清暑汤

材料易得／制作时间短

材料／ 金银花、益元散各30克，绿豆衣、薄荷各15克。

制法／ 将上述材料放入1000毫升清水中，煎成汤。

用法／ 日常饮用，不限量。

功效／ 消暑、利湿、生津。适用于因暑热而生痱子者。

冰黄酒

材料易得／制作时间短

材料／ 生大黄6克，黄连5克，冰片4克，白酒150毫升。

制法／ 将生大黄、黄连、冰片装入瓶中，加入白酒，加盖徐徐摇动，使其充分溶解即可。

用法／ 用棉签蘸取药酒，涂抹患处，每日3～5次。

功效／ 清热解毒、收敛止痒。

乌梅汤

材料少／材料易得／制作时间短

材料／ 乌梅5或6枚，金银花6克，白砂糖适量。

制法／ 将乌梅洗净，以水煎煮30分钟；加入金银花，煎煮20分钟，去渣取汁；加入白砂糖，放凉后饮用。

用法／ 可代饮品随意饮用。

功效／ 适用于暑痱。

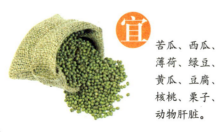

宜 苦瓜、西瓜、薄荷、绿豆、黄瓜、豆腐、核桃、栗子、动物肝脏。

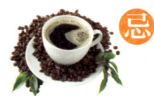

忌 肥肉、羊肉、公鸡肉、咸肉、螃蟹、浓茶、咖啡。

冻疮

【病症解析】

❶ 冻疮常见于冬季，是指由气候寒冷引起的局部皮肤反复红斑、肿胀性损害，严重者可出现水疱、溃疡，病程缓慢，在气候转暖后可自愈，易复发。患者主要为儿童、女性及老年人。

❷ 冻疮的临床症状有患处皮肤苍白、发红、水肿、发痒、热痛、有肿胀感。严重者可出现紫血疱，甚至会引起患处皮肤坏死、溃烂、流脓、疼痛等。

萝卜水

材料少／材料易得／制作时间短

材料／ 萝卜适量。

制法／ 将萝卜洗净，切块，放入锅中；加入适量清水，煮至萝卜稍烂时，将萝卜捞出，正常食用；煮过萝卜的水可用来洗脚。

用法／ 在洗脚时，水应尽量烫些，泡的时间久些，并用手或毛巾反复揉搓易生冻疮之处。一般而言，1个星期洗2或3次，坚持3～4个星期即可。

功效／ 在冬天正式来临之前，采用此法可以避免生冻疮。

肉桂生姜椒方

材料易得／制作时间短

材料／ 肉桂、干姜、辣椒各15克，植物油250克，黄蜡60克。

制法／ 将肉桂、干姜、辣椒用植物油进行浸泡，油炸后去掉残渣；加入黄蜡，待其溶化即可。

用法／ 将药汁涂于患处，每日3次。

功效／ 温肌肉、通血脉、预防耳部冻疮。

当归桂枝方

材料易得／制作时间短

材料／ 当归30克，桂枝、通草各15克，赤芍12克，细辛3克，红枣、甘草各10克。

制法／ 将上述材料以水煎煮，去渣取汁。

用法／ 每周2剂，连服1个月。

功效／ 温经散寒、养血通脉、预防耳部冻疮。

辣椒水泡方

材料少／材料易得／制作时间短

材料／ 晒干的红辣椒适量。

制法／ 将晒干的红辣椒泡在烧开的水中，稍微冷却。

用法／ 把冻伤的手或脚放进水中，泡到水凉后拿出来；把泡在水中的红辣椒取出来，贴到冻伤的地方，用布包好（最好是在晚上临睡觉前做），在第二天早上取下来。轻症患者一般使用2次即可痊愈，重症患者可多用几次。

功效／ 适用于冻疮。

茄子秸辣椒方

材料少／材料易得／制作时间短

材料／ 茄子秸300克，干辣椒2只。

制法／ 将茄子秸、干辣椒以水煎煮。

用法／ 将双手或双脚放入药汁中烫洗，每日2次。

功效／ 能有效改善冻疮的状况。

羊油敷方

材料少／材料易得／制作时间短

材料／ 羊油适量。

制法／ 将羊油用火烤融。

用法／ 取适量羊油涂于冻疮处，一般坚持涂1个星期即可痊愈。在次年6月用生姜摩擦曾生冻疮处，以后就不会再生冻疮了。

功效／ 对冻疮有较好的疗效。

茄子秧方

材料少／制作时间短

材料／ 茄子秧3棵。

制法／ 将茄子秧以水煎煮。

用法／ 用茄子秧水熏洗患处30分钟，每日2次。

功效／ 适用于冻疮初起未溃者。

生白萝卜方

材料少／材料易得／制作时间短

材料／ 生白萝卜适量。

制法／ 将生白萝卜切成大块，放在火上烤热。

用法／ 用生白萝卜块轻擦易患冻疮的部位，在冷后烤热再擦，直至生白萝卜块的水分流失完为止。

功效／ 适用于冻疮。

白及凡士林膏

材料少／材料易得／制作时间短

材料／ 白及10克，凡士林100克。

制法／ 将白及研成粉末，用凡士林做成药膏。

用法／ 将药膏涂于患处，每日3次，连用10日。

功效／ 对冻疮有一定的疗效。

生姜方

材料少／材料易得／制作时间短

材料／ 生姜1块。

制法／ 将生姜切片。

用法／ 用生姜片轻擦冻疮处，至发热时止。

功效／ 适用于冻疮。

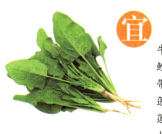

宜 牛肉、鸭肉、鲤鱼、青鱼、带鱼、菠菜、莲藕、柿子、莲子、杏仁、龙眼。

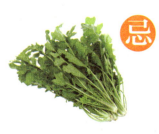

忌 韭菜、茼蒿、香菜、芥菜、洋葱、韭黄、茴香、薄荷、桂皮、白酒、腊肠、腊肉。

手足皲裂

【病症解析】

1 手足皲裂是因寒冷、机械接触、化学物等刺激，使皮肤弹性减小而发生开裂的常见皮肤病。

2 手足皲裂好发于冬季，多见于劳动者和老年人，皮损好发于手指、手掌、足跟、足底外缘等皮肤角质层厚或经常摩擦的部位。

3 手足皲裂的临床症状有皮肤干燥、浅表细小裂纹、龟裂，严重者伴有出血、疼痛等症状；在治疗时宜温经通络、养血润燥。

当归紫草膏

材料易得

材料／ 当归、紫草各60克，忍冬藤10克，芝麻油500毫升。

制法／ 将当归、紫草、忍冬藤一同研成粉末，放入芝麻油中浸泡24小时，用小火煎至药枯焦，去渣取汁。

用法／ 将药汁涂于患处，每日数次，至痊愈为止。

功效／ 活血通络、消炎润肤。适用于手足皲裂。

生肌散

材料易得／制作时间短

材料／ 黄柏、甘草各50克，五倍子、白及、白蔹、儿茶、乳香、没药各30克，冰片3克，蜂蜜适量。

制法／ 将上述材料一同研成粉末，混合均匀，过筛，密封存储。

用法／ 取适量粉末与蜂蜜调成药糊，涂于患处，每日3～5次。3日为1个疗程。

功效／ 祛瘀、止痛、生肌。适用于手足皲裂。

白及明矾治裂方

材料少／材料易得

材料／ 白及15克，明矾10克，马勃6克。

制法／ 将上述材料以水煎煮3次，每次都用600毫升清水，煎至约剩300毫升，将3次的药汁兑匀，置于小盆内。

用法／ 将药汁加热，先洗净患手或足，再将患手或足浸入药汁中，早、晚各浸泡20分钟。每剂药可浸泡3日，3剂为1个疗程。

功效／ 消炎收敛。适用于手足皲裂。

白及五味子膏

材料易得／制作时间短

材料／ 白及80克，五味子、冰片各12克，凡士林适量。

制法／ 将白及、五味子、冰片一同研成粉末，用凡士林做成药膏。

用法／ 将药膏涂于患处，每日数次，至痊愈为止。

功效／ 消炎润肤。适用于手足皲裂。

当归甘草姜黄方

材料易得 / 制作时间短

材料 / 姜黄、轻粉各90克，当归、生甘草各30克，紫草10克，冰片末6克，蜂蜡、芝麻油各适量。

制法 / 将姜黄、当归、生甘草、紫草放入锅中，用芝麻油浸泡半天，熬枯去渣；在离火后加入轻粉、冰片末；加入蜂蜡，做成药膏。

用法 / 先洗净患处，再将药膏涂于患处，每日2~3次。

功效 / 活血润肤。适用于手足皲裂。

猪胰方

材料少 / 材料易得 / 制作时间短

材料 / 猪胰1个，黄酒适量。

制法 / 将猪胰洗净，放入适量黄酒中，用手揉搓猪胰，将其揉烂，取汁。

用法 / 用棉签蘸取药汁，涂抹皲裂处，每日数次，至痊愈为止。

功效 / 通行血脉、滋养皮肤。适用于手足皲裂。

三白当归生地膏

材料易得 / 制作时间短

材料 / 白芷12克，白及、全当归、生地黄各15克，紫草9克，白蜡250克，芝麻油120毫升。

制法 / 将白芷、白及、全当归、生地黄、紫草放入锅中，用芝麻油浸泡半天，熬枯去渣；在离火后加入白蜡，做成药膏。

用法 / 在睡前洗净患处，将药膏用小火溶化，涂于患处，每晚1次。

功效 / 活血润肤。适用于手足皲裂。

双白大黄方

制作时间短

材料 / 白及、白薇各30克，大黄50克，冰片3克，蜂蜜适量。

制法 / 将白及、白薇、大黄、冰片一同研成粉末，用蜂蜜做成药膏。

用法 / 先洗净患处，再将药膏涂于患处，每日3~5次，至痊愈为止。

功效 / 通络、消炎、润肤。适用于手足皲裂。

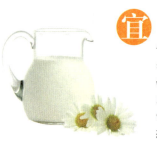

宜 牛奶、土豆、山药、荸荠、西红柿、猪瘦肉、胡萝卜、白菜、黄瓜、菠菜、苋菜。

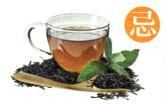

忌 韭菜、茼蒿、香菜、芥菜、洋葱、韭黄、茴香、薄荷、桂皮、浓茶、腊肠、腊肉。

脱发

【病症解析】

❶ 脱发分为两种类型：生理性脱发和病理性脱发。其中，病理性脱发的症状是头发油腻，如同擦油一样；亦有焦枯发蓬，缺乏光泽，有淡黄色鳞屑固着难脱，或灰白色鳞屑飞扬，自觉瘙痒。

❷ 中医认为本病有两个原因：一是血热风燥，血热偏盛，耗伤阴血，血虚生风，更伤阴血，阴血不能上至巅顶濡养毛根，毛根干涸，致发虚、脱落；二是脾胃湿热，致使湿热上蒸巅顶，侵蚀发根。

侧柏叶酒精方
材料少／材料易得

材料／ 新鲜的侧柏叶（包括青绿色种子）25～35克，50%～60%的酒精100毫升。

制法／ 将新鲜的侧柏叶切碎，在50%～60%酒精中浸泡7日，过滤，静置，取中上层深绿色的药汁。

用法／ 用棉签蘸取药汁，涂抹毛发脱落部位，每日3或4次。

功效／ 适用于脂溢性脱发。

柏枝椒仁半夏方
材料少／材料易得／制作时间短

材料／ 柏枝（干药）、椒仁、半夏各90克，蜂蜜、生姜汁各少许。

制法／ 将柏枝（干药）、椒仁、半夏放入500毫升清水中，煎至约剩250毫升；放入少许蜂蜜，再煮沸1或2次；加入少许生姜汁，搅拌均匀。

用法／ 用棉签蘸取药汁，涂抹脱发处，每日2次。

功效／ 止脱生发。

半夏生姜方
材料少／材料易得

材料／ 生半夏、生姜各300克，芝麻油1000克。

制法／ 将生半夏、生姜捣碎，放入芝麻油中，浸泡半月。

用法／ 先用生姜片涂抹患处，再将药汁涂于患处，每日1次。

功效／ 适用于脱发。

何首乌蜂蜜方
材料易得／制作时间短

材料／ 何首乌40克，核桃仁、黑芝麻各80克，蜂蜜适量。

制法／ 将何首乌、核桃仁、黑芝麻一同研成粉末，加入蜂蜜，做成药膏。

用法／ 用适量温开水将药膏调匀，温服，每日1次。半个月为1个疗程。

功效／ 美发乌发。适用于脱发。

鲜骨碎补方

材料少／材料易得／制作时间短

材料／ 鲜骨碎补、盐各适量。

制法／ 将鲜骨碎补切成薄片。

用法／ 用鲜骨碎补片蘸取盐水，涂抹患处，每日3次。

功效／ 活血补肾、生发。适用于脱发。

骨碎补侧柏叶方

材料少／材料易得

材料／ 骨碎补、侧柏叶各10克，85%的酒精100毫升。

制法／ 将上述材料进行混合，放置14日，去渣取汁。

用法／ 用药汁涂抹患处，每日数次，每次1~5分钟，以皮肤感觉发热为宜，连用半年。

功效／ 止痒生发。

当归生熟地黄川芎汤

材料易得／制作时间短

材料／ 当归20克，生地黄、熟地黄、白芍、制首乌、侧柏叶、白鲜皮各15克，川芎、红花、桃仁、泽泻各10克，蝉蜕6克，黑芝麻1小把。

制法／ 将上述除黑芝麻外的材料以水煎煮；在煮好后放入黑芝麻，作为药引。

用法／ 每日1剂，分2次服用。

功效／ 乌发美发、生发。适用于脱发。

透骨草方

材料少／材料易得／制作时间短

材料／ 透骨草45克。

制法／ 将透骨草以水煎汤。

用法／ 以汤熏洗头部，每次20分钟，每日1次，在洗完后不要再用水冲洗头发。用药时间为4~12日。

功效／ 适用于脂溢性脱发。

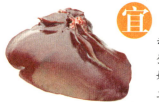

宜 动物肾脏、鸡蛋、鲫鱼、牛奶、黑豆、黄豆、玉米、柑橘、蚕豆、黑芝麻、南瓜。

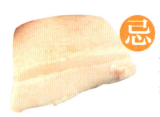

忌 肥肉、烧烤类食物、咖啡、浓茶。

【0成本按摩方】·百会穴

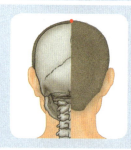

标准定位：在头部，前发际正中直上5寸处。

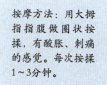

按摩方法：用大拇指指腹做圈状按揉，有酸胀、刺痛的感觉。每次按揉1~3分钟。

手癣

【病症解析】

❶ 手癣又称鹅掌风，是由手部皮肤浅部真菌感染引起的。手癣多由搔抓患有癣病的足部传染而致或由甲癣蔓延而致。

❷ 在发病时，手掌局部有界限明显的红斑脱屑、皮肤干裂，甚至整个手掌皮肤肥厚、皲裂、脱屑；亦可出现水疱或糜烂，自觉瘙痒，或瘙痒不明显，多始于一侧手指指尖或鱼际部。

白杨树叶方

材料少／材料易得／制作时间短

材料／ 白杨树嫩叶适量。

制法／ 将白杨树嫩叶搓出黄水。

用法／ 用黄水涂抹患处，直至皮肤发红，每日1次。

功效／ 适用于手癣。

皂角方

材料少／材料易得／制作时间短

材料／ 大皂角4个，陈醋250毫升。

制法／ 将大皂角连子压碎，放入陈醋中煎沸。

用法／ 若患手痛重，则只熏不洗；若患手痒重，则可先熏后洗。

功效／ 适用于手癣。

仙人掌方

材料少／材料易得／制作时间短

材料／ 仙人掌适量。

制法／ 将仙人掌去刺，去皮，洗净，捣碎，用生白布拧汁。

用法／ 将仙人掌汁涂于患处，每日2或3次。

功效／ 适用于手癣。

松针方

材料少／材料易得／制作时间短

材料／ 鲜松针500克。

制法／ 将鲜松针以水煎汤。

用法／ 用汤浸泡患手，每次15～20分钟，每日2次，连续浸泡2或3日。

功效／ 适用于手癣。

榆树枝方

材料少／材料易得／制作时间短

材料／ 鲜嫩榆树枝适量。

制法／ 将鲜嫩榆树枝的皮剥下来，捣碎取汁。

用法／ 将鲜嫩榆树枝汁涂于患处，用纱布包严，并用胶布粘牢，在4～5小时后揭下。3日为1个疗程。

功效／ 适用于手癣。

足癣

【病症解析】

❶ 足癣又叫脚气、脚湿气，是发生在趾掌面的真菌性皮肤病。

❷ 足癣的症状为脚趾间起水疱、脱皮；或皮肤发白、湿软、糜烂；或皮肤增厚、粗糙、开裂，可蔓延至脚底及脚背边缘，剧痒。

❸ 中医认为，本病多因脾胃湿热循经下注于足而发，或者由湿热生虫所致，或者由疫行相染所致。因此，偏方应以清热、解毒、利湿为主。

苦参干姜方
材料少／材料易得／制作时间短

材料／苦参20克，干姜4～6片。

制法／将苦参、干姜以水煎煮30分钟，去渣取汁。

用法／将药汁倒入干净的盆中，加入适量沸水，待水温适宜后，把患足置于盆中浸没，每日1次，于临睡前浸泡15分钟，一般4～7日即可缓解症状。

功效／适用于足癣。

大蒜方
材料少／材料易得

材料／大蒜、白醋各500克。

制法／将大蒜剥皮，洗净，放入白醋中腌制半天；将蒜醋汁倒入干净的盆中。

用法／每日把患足泡入蒜醋汁中，次数不限，每次20～30分钟。

功效／适用于足癣。

鳝鱼骨方
材料少／材料易得／制作时间短

材料／鳝鱼骨100克，冰片3克，芝麻油适量。

制法／将鳝鱼骨烘干，研成粉末；将冰片研成粉末；将二者与芝麻油一起做成药膏。

用法／取适量药膏涂于患处，每日1次，一般涂3或4次即可缓解症状。

功效／适用于足癣。

大蒜花椒方
材料少／材料易得／制作时间短

材料／大蒜5或6瓣，花椒10粒。

制法／将花椒炒焦，碾压成粉，与大蒜一起捣成药糊。

用法／先将患处用温开水洗净，再把药糊敷在患处。隔日1次，每次敷20～30分钟，药糊上可出现黄水。

功效／适用于水疱型、趾间糜烂型、鳞屑型足癣。

鸡眼

【病症解析】

1. 鸡眼是由足部皮肤局部长期受压和摩擦引起的局限性、圆锥状角质增生，俗称"肉刺"。
2. 长久站立和行走的人较易产生鸡眼，摩擦和压迫是主要诱因。
3. 鸡眼的皮损为圆形或椭圆形的局限性角质增生，针头为蚕豆大小，呈淡黄或深黄色，表面光滑，与皮面平或稍隆起，界限清楚，中心有倒圆锥状角质栓嵌入真皮，行走时有疼痛感。

半夏茎方

材料少／材料易得／制作时间短

材料／ 半夏茎适量。

制法／ 将半夏茎晒干，粉碎。

用法／ 将鸡眼在温开水中泡软，削去角化层，放上生半夏粉，并用胶布固定。连用6日，鸡眼未脱落者可继续敷药。

功效／ 适用于鸡眼。

芋头方

材料少／材料易得／制作时间短

材料／ 生芋头1个。

制法／ 将生芋头连皮切片。

用法／ 用生芋头片擦患处，每次10分钟，每日3次。

功效／ 软坚散结。适用于鸡眼、赘疣。

备注／ 不要涂健康皮肤。

乌梅膏方

材料少／材料易得／制作时间短

材料／ 肥大的乌梅适量。

制法／ 将乌梅以水煮至极烂，去核，过滤后再煮；用小火浓缩成稠厚的乌梅膏。

用法／ 先将患处用热水泡软，擦拭干净，再取乌梅膏敷于患处，每日1次。

功效／ 适用于鸡眼。

补骨乌梅方

材料少／材料易得

材料／ 补骨脂40克，乌梅肉10克，70%的酒精80毫升。

制法／ 将补骨脂、乌梅肉研成粉末；泡入酒精中，密封；每日摇晃1次，在5~7日后去渣即可。

用法／ 将药酒涂于患处，每日3次。

功效／ 软化角质。适用于鸡眼。

葱白方

材料少／材料易得／制作时间短

材料／ 葱白适量。

制法／ 将葱白洗净，捣碎。

用法／ 将葱白敷于患处，用胶布固定，每日1次。连用多日，鸡眼自然脱落。

功效 / 祛风活络、解毒消肿。适用于鸡眼。

凤仙花方
材料少／材料易得／制作时间短

材料 / 鲜凤仙花适量。

制法 / 将鲜凤仙花捣碎成泥。

用法 / 先将鸡眼剪破，再将鲜凤仙花泥敷于患处，用胶布固定，每日1次。

功效 / 消肿止痛、祛风活血。适用于鸡眼。

鸦胆子泥方
材料少／材料易得／制作时间短

材料 / 鸦胆子适量。

制法 / 将鸦胆子去壳，取肉，捣碎成泥。

用法 / 先将患处用热水浸软，削去鸡眼，使其呈凹陷状，再填入鸦胆子泥，用胶布固定。一般连用2次即可好转或痊愈。

功效 / 清热燥湿、解毒杀虫。适用于鸡眼。

明矾盐碱方
材料少／材料易得／制作时间短

材料 / 明矾、食盐、食碱各10克，米酒适量。

制法 / 将明矾、食盐、食碱一同研成粉末，倒入米酒，调成药糊。

用法 / 将鸡眼去掉，涂上药糊，在干后再涂。一般连用3或4次即可好转或痊愈。

功效 / 敛疮止痛、清热解毒。适用于鸡眼。

茄子方
材料少／材料易得／制作时间短

材料 / 茄子适量。

制法 / 将茄子洗净，切碎，捣碎取汁。

用法 / 将茄子汁涂于患处，每日2或3次。

功效 / 活血化瘀、祛风消肿、清热解毒。适用于鸡眼。

蜂胶方
材料少／材料易得／制作时间短

材料 / 蜂胶适量。

制法 / 将蜂胶捏成饼状。

用法 / 将患处用热水泡软，用刀片削去表层的病变组织，将蜂胶敷于患处，用胶布固定。在6～7日后，鸡眼自然脱落。再贴蜂胶6～7日，至患处皮肤见好为止。

功效 / 消炎、润燥。适用于鸡眼。

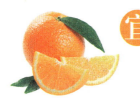

宜 黄瓜、白菜、菠菜、苋菜、冬瓜、西红柿、橙子、苹果、梨。

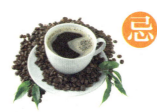

忌 辣椒、肥肉、白酒、浓茶、咖啡。

腋臭

【病症解析】

❶ 腋臭是腋部分泌的汗液有特殊的臭味或汗液经分解后产生臭味的疾病。

❷ 细菌与汗腺的分泌物发生作用，产生不饱和脂肪酸，形成特殊的臭味。腋臭与遗传因素有关，患者大多有家族史。

❸ 腋臭的临床症状为腋下汗味刺鼻，臭味特殊，夏季更明显。患者往往伴有色汗症状，颜色以黄色居多。

香体丸

材料易得／制作时间短

材料／ 豆蔻、藿香、零陵香、桂心各30克，香附60克，甘松香、当归各15克，青藤香3克，槟榔2枚，蜂蜜适量。

制法／ 将上述除蜂蜜外的材料一同研成粉末，用蜂蜜制成药丸，如大豆大。

用法／ 经常含1粒药丸在口中，待口中出现药汁后咽下药汁。

功效／ 芳香辟秽、香口香体。适用于秽浊内蕴型腋臭。

香体散

材料易得／制作时间短

材料／ 陈皮、川椒、枯矾、白芷各6克，冰片0.5克。

制法／ 将陈皮、川椒、枯矾、白芷一同研成粉末；加入冰片，研成粉末，装入小瓶中。

用法／ 将腋臭部位用温开水洗净、擦干，在细纱布撒上粉末，用细纱布在腋窝处揉擦。每日2或3次。10日为1个疗程。

功效／ 可有效缓解腋臭症状。

田螺麝香方

材料少／材料易得

材料／ 大田螺1个，麝香1.5克。

制法／ 待大田螺张口，放入麝香，埋入地下49日，取出。

用法／ 用墨汁涂抹患处，待干后，用清水冲洗，留有墨汁处即患窍，以螺汁点患处即可。

功效／ 清热、辟秽、活血、散结、利水。适用于腋下狐臭。

田螺巴豆方

材料少／材料易得

材料／ 大田螺、巴豆各1个。

制法／ 待大田螺张口，放入巴豆，放于杯中，在夏季放1夜，在冬季则放7夜，自然成水。

用法／ 取此水擦腋窝，日久见效。

功效／ 清热、利水、杀虫。适用于腋下狐臭。

备注／ 巴豆有毒，切忌入口。

泥鳅消炎方

材料少／材料易得／制作时间短

材料 / 泥鳅。

制法 / 将泥鳅（不洗，带黏液）捣碎。

用法 / 取适量捣碎的泥鳅涂于腋下，连涂数次，直至痊愈。

功效 / 消炎散肿、解毒除臭。

嫩姜汁方

材料少／材料易得／制作时间短

材料 / 嫩姜。

制法 / 将嫩姜洗净，捣碎，用纱布绞压取汁。

用法 / 将药汁涂在腋窝处，每日数次。

功效 / 祛除狐臭。

冰片酒精药汁方

材料少／材料易得／制作时间短

材料 / 冰片3克，50%的酒精20毫升。

制法 / 将冰片放入50%的酒精中，密封，待其自行溶解。

用法 / 用肥皂水清洗腋窝，在擦干后涂上药汁。每日2次。10日为1个疗程。

功效 / 可有效抑制腋臭。

龙眼胡椒方

材料少／材料易得／制作时间短

材料 / 龙眼核6个，胡椒5粒。

制法 / 将上述材料一同研成粉末。

用法 / 用粉末擦腋窝，每日3～5次。

功效 / 敛湿祛臭。适用于狐臭。

生地麦冬饮

制作时间短

材料 / 乌梅、浮小麦、生地黄、麦冬各20克，五味子、石斛各12克，煅牡蛎20克（先煎），牡丹皮10克，茯苓15克，竹叶10克，甘草5克。

制法 / 将上述材料以水煎煮，去渣取汁。

用法 / 每日1剂，分2次服用。

功效 / 可有效缓解腋臭症状。

二石冰片方

制作时间短

材料 / 滑石70克，炉甘石15克，密陀僧10克，冰片5克。

制法 / 将上述材料一同研成粉末。

用法 / 用温开水洗净患处，擦干，用药末擦患处。每日2或3次，直至痊愈。

功效 / 适用于腋臭。

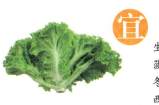

宜 生菜、白菜、菠菜、苋菜、冬瓜、黄瓜、西红柿、橙子、苹果。

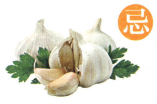

忌 辣椒、胡椒、花椒、韭菜、大蒜、葱、肥肉、酒、浓茶、咖啡。

酒糟鼻

【病症解析】

① 酒糟鼻是一种面部呈现弥漫性潮红，伴有丘疹、脓疱及毛细血管扩张症状的慢性炎症。

② 酒糟鼻初发于鼻头、鼻翼两侧，日久可延及两颊、前额两眉间及下颌。局部皮肤起初为弥漫性红斑，之后慢慢变得鼻头红赤，并有血丝显露，在红斑上出现散在的小丘疹、脓疱；病情到晚期时形成鼻赘。

冬瓜瓤方

材料少／材料易得／制作时间短

材料 / 鲜冬瓜瓤适量。

制法 / 将鲜冬瓜瓤捣碎取汁。

用法 / 用鲜冬瓜瓤汁擦患处，在每日洗浴后擦数次。

功效 / 利小便、止烦渴、消热毒。适用于酒糟鼻。

焦栀子丸

材料少／材料易得／制作时间短

材料 / 焦栀子60克，蜂蜡适量。

制法 / 将焦栀子研成粉末，用蜂蜡制成药丸（如梧桐子大）。

用法 / 每次1粒，每日2次。

功效 / 适用于鼻尖发红者。

枇杷叶竹叶方

材料易得／制作时间短

材料 / 枇杷叶12克，竹叶20克，生地黄、

栀子各10克。

制法 / 将上述材料以水煎煮，去渣取汁。

用法 / 每日1剂，睡前服用。

功效 / 适用于酒糟鼻。

马齿苋方

材料少／材料易得／制作时间短

材料 / 马齿苋适量。

制法 / 将马齿苋以水煎汤。

用法 / 每日用马齿苋汤清洗患处1次。

功效 / 适用于酒糟鼻。

桃仁红枣川芎方

材料易得／制作时间短

材料 / 桃仁、红枣、川芎各15克，赤芍11克，老葱3根，生姜适量，白砂糖30克。

制法 / 将上述除白砂糖外的材料放入适量清水中，用小火煮25分钟，去渣取汁；在药汁中加入白砂糖，搅拌均匀。

用法 / 每次150毫升，每日2次。10～15日为1个疗程。

功效 / 活血化瘀。适用于血瘀型酒糟鼻。

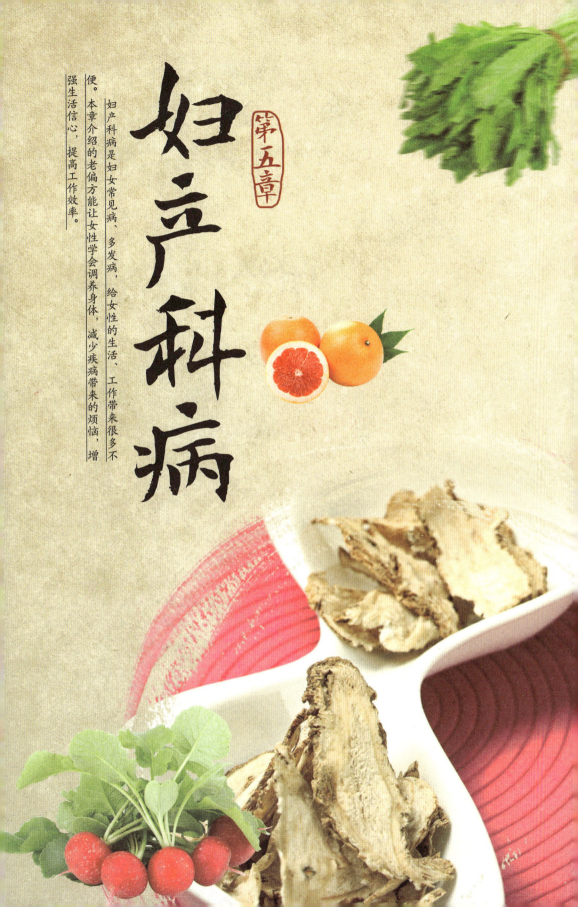

妇产科病

第五章

妇产科病是妇女常见病、多发病，给女性的生活、工作带来很多不便。本章介绍的老偏方能让女性学会调养身体，减少疾病带来的烦恼，增强生活信心，提高工作效率。

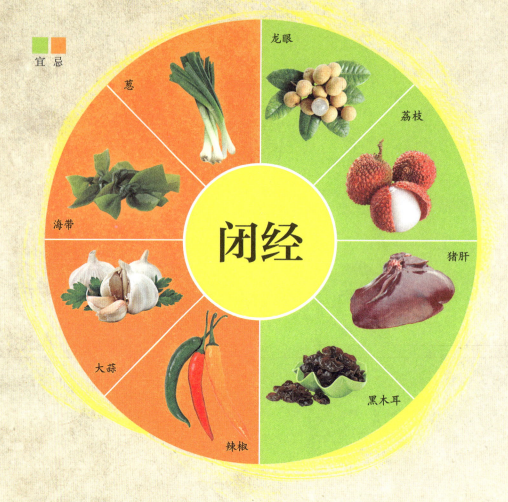

宜 忌

龙眼

荔枝

猪肝

黑木耳

辣椒

大蒜

海带

葱

闭经

【病症解析】

❶ 闭经是指女子年逾18岁，月经尚未有初潮或月经周期已建立后又中断达3个月以上的现象。

❷ 中医认为，闭经多由先天不足、体弱多病，或多产过劳、肾气不足、精亏血少、大病、久病、产后失血，或脾虚生化不足、冲任血少，或情志失调、精神过度紧张，或受刺激、气血瘀滞不行，或肥胖之人多痰多湿、痰湿阻滞、冲任失调等引起。

【0成本按摩方】·水泉穴

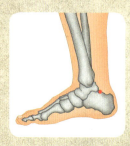

标准定位：在内踝后下方，太溪穴直下1寸，跟骨结节内侧凹陷中。

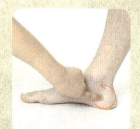

按摩方法：以手指指腹或指间关节向下按压，并做圈状按摩。

尖花汤

制作时间短

材料 / 酒川芎、酒丹参各15克，两头尖10克，凌霄花、茜草根、茺蔚子、延胡索、酒当归各6克，艾叶5克，炙甘草3克。

制法 / 将上述材料以水煎煮，去渣取汁。

用法 / 每日1剂，分2次服用。

功效 / 活血通络。适用于瘀血阻滞型闭经。

薏苡仁根方

材料少／材料易得／制作时间短

材料 / 薏苡仁根30克。

制法 / 将薏苡仁根以水煎煮，去渣取汁。

用法 / 每日1剂，分2次服用，连服3日。

功效 / 适用于闭经。

月季花方

材料少／材料易得／制作时间短

材料 / 开败的月季花3~5朵，冰糖30克。

制法 / 将开败的月季花洗净，加入2杯清水，用小火煎至约剩1杯水即可。

用法 / 加入冰糖，在晾温后顿服。

功效 / 适用于血瘀性闭经。

丝瓜瓤方

材料少／材料易得／制作时间短

材料 / 丝瓜瓤30克，黄酒适量。

制法 / 在丝瓜瓤中加入黄酒、沸水（黄酒和沸水的比例为1∶1），煎煮。

用法 / 每日2次。

功效 / 适用于闭经。

备注 / 忌食生冷食物，忌用冷水洗浴。

山楂鸡内金方

材料少／材料易得／制作时间短

材料 / 山楂、鸡内金各30克。

制法 / 将山楂、鸡内金一同研成粉末。

用法 / 每次2~3克，用温开水送服，每日2次。

功效 / 适用于闭经。

百合花方

材料少／材料易得／制作时间短

材料 / 百合花5克。

制法 / 将百合花以水煎煮，去渣取汁。

用法 / 每日1剂，分2次服用。

功效 / 活血调经。

黄瓜秧方

材料少／制作时间短

材料 / 黄瓜秧适量（约1米长，七八条），分心木（核桃仁的隔木）6克。

制法 / 将黄瓜秧、分心木以水煎煮，去渣取汁。

用法 / 每日1剂，分早、晚2次服用，连服5~7日。

功效 / 适用于闭经。

丹参琥珀方

材料少／制作时间短

材料 / 丹参20~30克，琥珀3克。

制法 / 将琥珀研成粉末；将丹参以水煎煮，去渣取汁。

用法 / 用丹参汁送服琥珀末，每日1剂，连服3~5日。

功效 / 适用于闭经。

月经不调

【病症解析】

❶ 月经不调也称月经失调，是常见的妇科病，表现为月经周期或出血量的异常，可伴月经前、经期时的腹痛及全身症状。

❷ 中医认为，月经周期的变异多与脏腑功能紊乱有关，经量的多少与气血的虚实有关。现代医学则认为月经不调多由内分泌失调引起，可能是器质性病变或者功能失常。

桃红四物汤
材料易得／制作时间短

材料／当归20克，熟地黄12克，桃仁、白芍各9克，红花、川芎各6克。

制法／将上述材料以水煎煮2次，取汁200毫升。

用法／每日1剂，分2次服用。

功效／活血化瘀。适用于由血瘀导致的月经不调。

安经汤
材料易得／制作时间短

材料／当归身4.5克，生地黄、黄芩、香附各3克，白芍、姜黄连各2.4克，川芎、艾叶、阿胶珠、甘草、黄柏、知母各1.5克。

制法／将上述材料以水煎煮，去渣取汁。

用法／每日1剂，分2次服用，每次100毫升。空腹时服用。

功效／养阴清热、和血调经。适用于阴虚血热型月经先期。

乌鸡莲子汤
材料易得／制作时间短

材料／莲子30克，乌鸡1500克，料酒12毫升，葱12克，生姜5克，盐3克，鸡精2克。

制法／将莲子洗净，去心；将乌鸡宰杀，洗净，去爪；将生姜拍松；将葱切段；将莲子、乌鸡、料酒、生姜、葱段放入锅中；加入适量清水，以大火煮沸；转为小火，炖45分钟；加入盐、鸡精调味即可。

用法／佐餐食用，1日食尽。

功效／养心安神、补脾止泻、益精固肾。适用于脾虚腹泻、月经不调、痛经、白带异常者。

川芎鸡蛋汤
材料少／材料易得／制作时间短

材料／鸡蛋2枚，川芎15克。

制法／将川芎洗净，和鸡蛋一起放入锅中；加入适量清水，煮至鸡蛋熟透时关火。

用法／食蛋饮汤，每日1次。

功效／活血调经。

当归益母茶

材料少／材料易得／制作时间短

材料／当归15克，益母草30克。

制法／将上述材料一同研成粉末，放入杯中，用沸水冲泡，加盖闷泡30分钟左右。

用法／代茶饮用，每日1剂。

功效／补血活血、调经止痛。适用于气滞血瘀、偏于血瘀型的闭经、痛经等症状。

棉花籽方

材料少／材料易得／制作时间短

材料／棉花籽250克，黄酒、红糖水各适量。

制法／将棉花籽焙黄研碎，分为14包。

用法／以黄酒为引，用红糖水送服。每日1包，服完为1个疗程。

功效／适用于月经失调。

荠菜汤

材料少／材料易得／制作时间短

材料／新鲜带根荠菜500克。

制法／将新鲜带根荠菜洗净，切碎，放入砂锅中；加入适量清水，用中火煮沸即可。

用法／每次约500毫升，每日1次。

功效／适用于月经过多、产后流血、流产出血等。

枸杞头茶

材料少／材料易得／制作时间短

材料／新鲜枸杞头适量。

制法／将新鲜枸杞头晒干。

用法／每次取用5克枸杞头，用沸水冲泡，代茶饮用。每日可泡2次。

功效／清热、凉血、调经。可改善血热型月经不调。

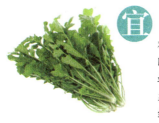

宜　鸡血、鸽肉、阿胶、海参、蚌肉、山楂、韭菜、荠菜、红糖、荷叶、羊肉、杞果。

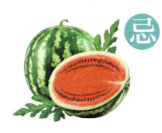

忌　螃蟹、雪梨、柿子、柑橘、枇杷、柚子、西瓜、苦瓜、豆腐、生藕、竹笋。

【0成本按摩方】·中注穴

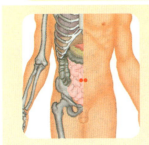

标准定位：在下腹部，脐中下1寸，前正中线旁开0.5寸处。

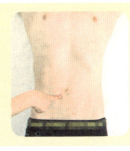

按摩方法：以手指指腹或指间关节向下按压，并做圈状按摩。

痛经

【病症解析】

❶ 痛经是指女性在行经期间或行经前后，小腹及腰部疼痛，甚至剧痛难忍，且随月经周期性发作的一种疾病，分为原发性痛经及继发性痛经两种。

❷ 疼痛多自月经来潮后开始，以行经第1日疼痛最为剧烈，在持续2～3日后会减轻。疼痛常呈痉挛性，可伴有恶心、呕吐、腹泻、头晕、乏力等症状，严重时面色发白、出冷汗。

阿胶杜仲方

材料少／材料易得／制作时间短

材料／阿胶、杜仲各15克，陈艾10克，净仔鸡1只（约500克），生姜6克。

制法／将杜仲、陈艾与净仔鸡一同放入砂锅中炖；在将熟时加入生姜，再炖20分钟即可。

用法／每日1剂，每次用热汤烊化阿胶5克，每日3次，食肉饮汤。

功效／适用于寒湿凝滞之痛经。

八物汤

材料少／材料易得／制作时间短

材料／人参、白术、当归、茯苓、川芎、白芍、生地黄、醋香附、生姜各3克，炙甘草、木香各1.5克，青皮2.1克，红枣2枚。

制法／将上述材料以水煎煮，去渣取汁。

用法／每日1剂，分2次服用。

功效／健脾养血、行气解郁。适用于气血虚弱、虚中有滞型痛经。

益母酒

材料少／材料易得

材料／益母草100克，延胡索、小茴香各50克，丹参30克，黄芪30～50克，白酒700毫升。

制法／将前5种材料一同研成粉末，置于容器中，放入白酒，密封；在浸泡7～14日后，去渣即可。

用法／适量饮用。

功效／活血化瘀、行气止痛。适用于痛经。

肉桂粥

材料少／材料易得／制作时间短

材料／肉桂2～3克，粳米50～100克，红糖适量。

制法／将肉桂以水煎取浓汁，去渣；将粳米放入锅中，加入适量清水并煮沸；放入肉桂汁及红糖，同煮为粥。

用法／食粥，每日2次。3～5日为1个疗程。

功效／温中补阳、散寒止痛。适用于虚寒型痛经。

当归延胡索酒

材料少／材料易得

材料／ 当归、延胡索、制没药、红花各15克，白酒1000毫升。

制法／ 将前4种材料捣碎，放入布袋中，扎紧袋口，置于容器中，放入白酒，密封；在浸泡7日后，去渣即可。

用法／ 适量饮用。

功效／ 调经止痛。适用于经前型痛经。

金荞麦根方

材料少／材料易得／制作时间短

材料／ 金荞麦根干品50克（鲜品70克）。

制法／ 将金荞麦根洗净，以水煎煮，取汁500毫升。

用法／ 在月经来潮前3~5日服2剂，每日1剂，分2次服用。连服2个月经周期为1个疗程。

功效／ 适用于痛经。

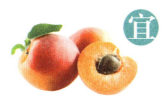

宜

鲤鱼、紫菜、绿豆芽、荷兰豆、冬瓜、梨、杏、柿子、木瓜、花生、腰果。

乌鸡白凤汤

材料易得

材料／ 黄芪20克，鹿角胶、当归、人参、熟地黄、山药、芡实各10克，鳖甲、煅牡蛎、白芍、丹参、鹿角霜各6克，桑螵蛸、川芎、银柴胡各3克，墨鱼、乌鸡各500克，葱、生姜、盐、料酒各适量。

制法／ 将人参泡软，切片，烘干，研成粉末；将其余药材装入纱布袋中，扎紧袋口；将墨鱼洗净，与乌鸡（带鸡爪、鸡翅）和纱布袋一同放入锅中，加入1000毫升清水，用大火煮沸，改用小火，煮1小时，即得药汁；将鸡肉取出，冲洗干净，切成小块，摆在蒸笼内，放入人参粉、葱、生姜、盐、料酒（放一半）、500毫升药汁，蒸1小时；等鸡出笼后，择去葱和生姜，放入余下的料酒、盐，收汁，浇在鸡身上即可。

用法／ 佐餐食用，吃鸡肉、喝汤。

功效／ 补脾益肾、调经活血。适用于由肝脾不和导致的不孕、月经紊乱、痛经等。

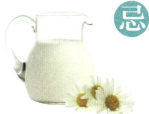

忌

牛奶、油条、肥肉、咸肉、咸菜、腊肠、辣椒、浓茶、汽水。

【0成本按摩方】·腰俞穴

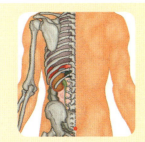

标准定位：在骶部，后正中线上，正对骶管裂孔。

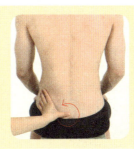

按摩方法：以手指指腹或指间关节向下按压，并做圈状按摩。

带下病

【病症解析】

① 带下病是妇科病的一种，是白带的量、色、质、气味发生异常的病症。

② 带下病多由饮食不节、劳倦过度、房事不节、年老久病、情志不畅、肝脾肾虚、湿热下注，或感受寒湿等引起。带下病的常见类型有脾虚湿盛型、肾虚寒湿型、湿热湿毒型。

③ 临床以带下量多、黄带、赤白带为多见，常伴有全身或局部症状。

鸡冠花鲜藕汁

材料少／材料易得

材料／鲜鸡冠花、鲜藕汁各500克。

制法／将鲜鸡冠花洗净，以水煎煮，每20分钟取药汁1次；加入适量清水，继续煎煮，共煎3次；合并药汁，继续用小火煎煮，在将要干锅时加入鲜藕汁500毫升，在加热至鸡冠花稠烂时关火，待混合均匀、晒干、压碎后装瓶。

用法／每次取10克，以沸水冲化，顿服，每日3次。

功效／适用于脾虚带下。

柴活煎

制作时间短

材料／羌活、黄芪、苍术各6克，升麻、防风、独活各4.5克，当归9克，藁本、甘草、柴胡各3克。

制法／将上述材料以水煎煮，去渣取汁。

用法／每日1剂，分2次服用。

功效／疏风祛湿。

清带汤

材料易得／制作时间短

材料／白术、山药、椿白皮各15克，苍术10克，陈皮3克，车前子、白芍各12克，荆芥炭、甘草各5克，柴胡6克，金银花藤30克，蒲公英20克。

制法／将上述材料以水煎煮，去渣取汁。

用法／每日1剂，分2次服用。

功效／适用于湿热型白带兼赤带。

赤小豆粥

材料少／材料易得／制作时间短

材料／赤小豆、粳米各100克，白砂糖5克。

制法／将赤小豆煮烂；加入粳米，一同煮成粥；加入白砂糖调味即可。

用法／代早餐食用，连吃7日。

功效／清热利湿。适用于由湿热导致的带下量多，或黄或白，带下稠浊，有臭味，伴有腰酸坠痛、外阴瘙痒症状者。

丹参炖猪肉

材料少 / 材料易得 / 制作时间短

材料 / 丹参15克，猪瘦肉120克。

制法 / 将丹参与猪瘦肉一同煮熟即可。

用法 / 佐餐食用，食肉饮汤，1日食尽。

功效 / 适用于女性红崩白带。

白扁豆方

材料少 / 材料易得 / 制作时间短

材料 / 白扁豆、米汤各适量。

制法 / 将白扁豆炒一下，研成粉末。

用法 / 每次30克，用米汤调服。

功效 / 适用于女性赤白带下。

马齿苋冲鸡蛋

材料少 / 材料易得 / 制作时间短

材料 / 马齿苋250克，鸡蛋2枚。

制法 / 将马齿苋捣碎绞汁；将鸡蛋取蛋清，与马齿苋搅拌均匀，冲入沸水。

用法 / 每日2次，饮服。

功效 / 适用于赤白带下。

沙参方

材料少 / 材料易得 / 制作时间短

材料 / 沙参、米汤各适量。

制法 / 将沙参研成粉末。

用法 / 每次6克，用米汤送服。

功效 / 可改善带下病。

枸杞叶炒鸡蛋

材料少 / 材料易得 / 制作时间短

材料 / 嫩枸杞叶适量，鸡蛋1枚。

制法 / 将鸡蛋打入碗中并将蛋液搅拌均匀；将嫩枸杞叶与蛋液一同炒熟。

用法 / 佐餐食用，1日食尽。

功效 / 适用于白带量多。

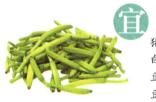

宜 猪肚、猪瘦肉、白扁豆、赤小豆、黄花菜、豇豆、山药。

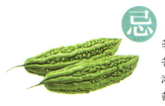

忌 荸荠、山楂、苦瓜、柿子、浓茶、洋葱、茴香、花椒、胡椒。

【0成本按摩方】· 带脉穴

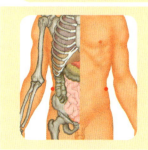

标准定位：在侧腹部，章门穴下方1.8寸，第11肋骨游离端下方垂线与脐水平线的交点上。

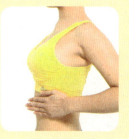

按摩方法：将两手的食指、中指、无名指并拢，同时按揉左右两侧的穴位，力度要适中。

阴道炎

【病症解析】

❶ 阴道炎是由感染引起的阴道炎症，是女性常见的一种疾病。

❷ 临床上常见的阴道炎有细菌性阴道炎、念珠菌性阴道炎、滴虫性阴道炎、老年性阴道炎、幼女性阴道炎。

❸ 阴道炎常有外阴及阴道瘙痒、灼痛、白带增多且有异味等症状，可伴有性交痛及尿痛、尿频等症状。严重时，常使人坐立不安、痛苦异常，从而影响工作和睡眠。

百部马齿苋汤

材料少／材料易得／制作时间短

材料／百部9克，马齿苋15克（鲜品30克）。

制法／将上述材料以水煎煮，去渣取汁。

用法／每日1剂，分2次服用。

功效／清热、利湿、杀虫。适用于肝经湿热型滴虫性阴道炎，症见带下量多、色黄或黄绿、质稠如脓、臭秽，外阴瘙痒、灼痛，心烦口苦，胸胁胀痛，尿黄便结，舌质红，苔黄腻，脉弦滑。

石榴皮粥

材料少／材料易得／制作时间短

材料／石榴皮30克，粳米100克，白砂糖适量。

制法／将石榴皮洗净，放入砂锅中，以水煎煮，去渣取汁；加入粳米，煮粥；待粥将熟时，加入白砂糖稍煮即可。

用法／佐餐食用，1日食尽。

功效／适用于由阴道炎引起的带下绵绵、腰酸腹痛等症状。

萆薢百部汤

制作时间短

材料／萆薢、百部、苦参、野菊花、土茯苓各15克，黄柏、赤芍、牡丹皮、贯众各12克，滑石（包）10克，生甘草6克。

制法／将上述材料以水煎煮，去渣取汁。

用法／每日1剂，分2次服用。

功效／清热解毒，利湿杀虫。适用于湿毒型滴虫性阴道炎，症见带下量多、色黄如脓、混杂血丝，或混浊如泔、臭秽，阴中灼热瘙痒，口干心烦，尿频涩痛，舌质红，苔黄腻，脉滑数。

柴胡石膏汤

制作时间短

材料／柴胡、黄芩、前胡、茯苓、桑白皮各6克，石膏15克，荆芥4.5克，升麻、甘草各3克。

制法／将上述材料以水煎煮，去渣取汁。

用法／每日1剂，分2次服用。

功效／清热燥湿，祛风止痒。适用于湿热下注型阴道炎。

茯苓粥

材料少／材料易得／制作时间短

材料／ 茯苓30克，粳米50克。

制法／ 将茯苓研成粉末；将粳米煮成粥，在半熟时加入茯苓末，煮至粥熟。

用法／ 空腹食用，1日食尽。

功效／ 健脾补虚。适用于由脾虚湿重引起的细菌性阴道炎。

参苓白术散

材料易得／制作时间短

材料／ 人参、茯苓、白术、山药、炙甘草各100克，炒白扁豆75克，莲子肉、薏苡仁、桔梗、砂仁各50克。

制法／ 将上述材料一同研成粉末。

用法／ 每次6～9克，用温开水送服，每日2次。

功效／ 健脾益胃。适用于脾虚生湿、湿浊下注之阴道炎。

五倍子方

材料少／材料易得／制作时间短

材料／ 五倍子15克。

制法／ 将五倍子以水煎煮，去渣取汁。

用法／ 用药汁熏洗外阴并冲洗阴道，每日1次。3日为1个疗程。

功效／ 适用于阴道炎。

车前草猪小肚汤

材料少／材料易得／制作时间短

材料／ 车前草40克，猪小肚200克，盐3克。

制法／ 将车前草洗净，切碎；将猪小肚洗净，切块；将二者一同放入锅中，加入适量清水，煮汤；加入盐调味即可。

用法／ 饮汤食猪小肚，1日食尽。

功效／ 适用于由湿毒性阴道炎引起的白带过多。

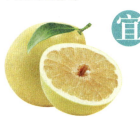

宜 冬瓜、西瓜、酸奶、菠菜、苹果、葡萄、梨、李子、柚子、西蓝花、金针菇。

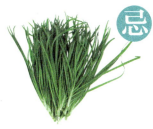

忌 腊肠、腊肉、韭菜、田螺、鸭血、虾皮、螃蟹、猪油、奶油。

【0成本按摩方】·会阴穴

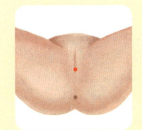

标准定位：在会阴部，男性在阴囊根部与肛门连线的中点，女性在大阴唇后联合与肛门连线的中点。

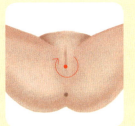

按摩方法：以手指指腹或指间关节向下按压，并做圈状按摩。

宫颈炎

【病症解析】

❶ 宫颈炎是常见的妇科病之一，有急性宫颈炎和慢性宫颈炎两种，其中慢性宫颈炎较为多见。

❷ 宫颈炎的主要症状是白带增多。急性宫颈炎的白带为脓性的，伴有下腹及腰骶部坠痛症状，或伴有尿频、尿急、尿痛等膀胱刺激征。慢性宫颈炎的白带为乳白色的，呈黏液状，或白带中夹有血丝，或性交出血，伴有外阴瘙痒、腰骶部疼痛症状，经期加重。

豉汁文蛤肉
材料易得／制作时间短

材料／文蛤肉200克，豆豉15克，大蒜10克，白砂糖、盐、植物油各适量。

制法／将文蛤肉用清水洗去泥沙；将大蒜去皮；将豆豉洗净；将上述3种材料一同捣碎，放入碟内；加入白砂糖、盐、植物油，搅拌均匀；隔水用小火将文蛤肉蒸熟即可。

用法／佐餐食用，1日食尽。

功效／清热解毒、利湿止带。适用于急性宫颈炎。

温补肾阳方
制作时间短

材料／熟地黄、鹿角胶、菟丝子、制附子、补骨脂、黄芪、杜仲各10克，肉桂6克。

制法／将上述材料以水煎煮，去渣取汁。

用法／每日1剂，分2次服用。

功效／温补肾阳、固涩止带。适用于肾虚型宫颈炎。

半夏方
材料少／材料易得／制作时间短

材料／生半夏适量。

制法／将生半夏洗净，晒干或烘干，研成粉末。

用法／先将宫颈糜烂面分泌物擦干净，用带线的棉球蘸取适量粉末，放于宫颈糜烂面上，紧贴于疮面，将线头露于阴道外，在24小时后取出。每周上药1或2次，8次为1个疗程。

功效／适用于宫颈炎。

鸡蛋方
材料少／材料易得／制作时间短

材料／鸡蛋1枚，高锰酸钾溶液适量。

制法／将鸡蛋取蛋清。

用法／先用高锰酸钾液冲洗阴道，然后用带线的棉球蘸取蛋清，填入宫颈口内，在5小时后取出，每日1或2次。

功效／适用于慢性宫颈炎。

金银花蒲公英汤

材料少／材料易得／制作时间短

材料／ 金银花、蒲公英各15克。

制法／ 将上述材料以水煎煮，去渣取汁。

用法／ 每日1剂，分2次服用。

功效／ 清热解毒、消肿散结。可以辅助治疗慢性宫颈炎。

白胡椒蒸鸡蛋

材料少／材料易得／制作时间短

材料／ 鸡蛋1枚，白胡椒10粒。

制法／ 将白胡椒洗净，焙干，研成粉末；在鸡蛋上开一个小孔，将白胡椒末放入鸡蛋中，用纸封住小孔，用小火隔水蒸熟即可。

用法／ 去壳食蛋。

功效／ 适用于慢性宫颈炎。

椿白皮方

材料少／制作时间短

材料／ 椿白皮12克，扁豆花9克。

制法／ 将扁豆花、椿白皮用纱布包好，加入200毫升清水，煎至约剩150毫升。

用法／ 每日1剂，分2次服用，连服7日。

功效／ 适用于湿热下注型宫颈炎。

蚕沙方

材料少／制作时间短

材料／ 新蚕沙、薏苡仁各30克。

制法／ 将新蚕沙、薏苡仁一同放入瓦锅中，以适量清水煎煮。

用法／ 每日1次，连服5～7日。

功效／ 适用于湿热下注型宫颈炎。

仙人掌炖肉

材料少／材料易得／制作时间短

材料／ 仙人掌、瘦肉各90克，盐适量。

制法／ 将仙人掌去刺、去皮，与瘦肉、盐一同放入锅中，隔水炖熟。

用法／ 食肉饮汤，1日食尽。10日为1个疗程。

功效／ 适用于宫颈炎。

备注／ 经期停用。

香椿皮方

材料少／材料易得／制作时间短

材料／ 香椿皮30克，白砂糖50克。

制法／ 将香椿皮以水煎浓汤，去渣；加入白砂糖调味即可。

用法／ 轻者每日1剂，重者每日2剂，连服7日。

功效／ 适用于盆腔炎湿热带下者。

【0成本按摩方】·气海穴

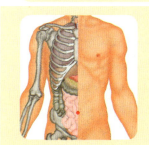

标准定位：在下腹部，前正中线上，脐中下1.5寸处。

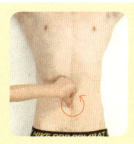

按摩方法：以手指指腹或指间关节向下按压，并做圈状按摩。

盆腔炎

【病症解析】

❶ 盆腔炎是女性内生殖器及其周围结缔组织、盆腔腹膜发生的炎症。

❷ 盆腔炎分为急性盆腔炎和慢性盆腔炎两种。急性盆腔炎常表现为高热、寒战、头痛、食欲不振和下腹疼痛。当有腹膜炎时，可伴有消化系统症状，如恶心、呕吐、腹胀、腹泻等。慢性盆腔炎的主要表现为月经紊乱、白带增多、腰腹疼痛及不孕等，如已形成慢性附件炎，则可触及肿块。

蜂蜜荔枝方

材料少／材料易得／制作时间短

材料／荔枝核30克，蜂蜜20克。

制法／将荔枝核敲碎，放入砂锅中；加入适量清水，浸泡片刻，煎煮30分钟，去渣取汁，趁温热加入蜂蜜并搅拌均匀。

用法／每日1剂，分早、晚2次服用。

功效／适用于慢性盆腔炎。

芹菜籽方

材料少／材料易得／制作时间短

材料／芹菜籽30克，黄酒适量。

制法／将芹菜籽以水煎煮。

用法／以黄酒为引，送服。每日1剂，分2次服用。

功效／适用于盆腔炎。

干姜白芍方

材料少／材料易得／制作时间短

材料／干姜9克，白芍10克。

制法／将干姜与白芍一同以水煎煮，去渣取汁。

用法／每日1剂，分2次服用。

功效／适用于盆腔炎。

皂角刺粥

材料少／材料易得／制作时间短

材料／皂角刺30克，红枣10克，粳米1小碗。

制法／将皂角刺、红枣以水煎煮30分钟以上，去渣取汁约300毫升；加入粳米，用小火煮成粥即可。

用法／每日1剂，分早、晚2次服用。

功效／适用于盆腔炎。

炒大青盐

材料少／制作时间短

材料／炒大青盐500克。

制法／将炒大青盐用布包好。

用法／将布包放于下腹部进行热敷。

功效／适用于盆腔炎。

山楂佛手方

材料少／材料易得／制作时间短

材料／ 山楂30克，佛手15克。

制法／ 将上述材料以水煎煮，去渣取汁。

用法／ 每次7毫升，每日2次，连服7日。

功效／ 化瘀解毒、清热。适用于由湿热导致的盆腔炎。

煨猪腰

材料少／材料易得／制作时间短

材料／ 猪腰1对。

制法／ 将猪腰洗净，用湿纸包裹，煨至熟透。

用法／ 每日1次。

功效／ 适用于赤白带下、腰酸痛之慢性盆腔炎。

备注／ 带下色黄奇臭、口苦咽干、口渴喜饮的人不宜食用。

油菜籽方

材料少／材料易得／制作时间短

材料／ 油菜籽60克，肉桂、醋、黄酒各适量。

制法／ 将油菜籽炒香，与肉桂一同研成粉末；用醋制成药丸，如龙眼核大。

用法／ 每次1或2粒，用温黄酒送服，每日1或2次。

功效／ 适用于盆腔炎气滞血瘀者。

全当归方

材料少／材料易得／制作时间短

材料／ 全当归、白酒各适量。

制法／ 将全当归洗净，放入白酒中浸泡。每次取15克全当归，加入1000毫升清水，用大火煮沸，用小火熬至约剩500毫升。

用法／ 每日1剂，分早、晚2次服用。

功效／ 适用于结核性盆腔炎。

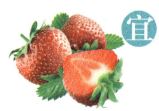

宜 猪肉、鸡肉、草鱼、青鱼、生菜、菠菜、豆芽、莲藕、苹果、草莓、山楂、花生。

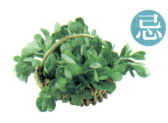

忌 茴香、辣椒、丁香、鸭血、田螺、兔肉、马齿苋、腊肉、腊肠。

【0成本按摩方】·关元穴

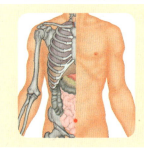

标准定位：在肚脐下3寸（4横指宽）处。

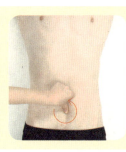

按摩方法：以手指指腹或指间关节向下按压，并做圈状按摩。

乳腺炎

【病症解析】

❶ 乳腺炎是由细菌经乳头皲裂处或乳管口入侵乳腺组织引起的炎症。它是产褥期的常见病，是引起产后发热的原因之一，最常见于哺乳期妇女，尤其是初产妇。

❷ 在众多的乳腺疾病中，乳腺炎的发病率相对较高。它主要表现为乳房结节硬块、红肿疼痛、排乳不畅，腋下淋巴结肿大，伴有发热、日久局部化脓跳痛症状。

豆腐大飞扬草汤
材料少／制作时间短

材料／ 豆腐200克，大飞扬草15克（鲜品30克），盐适量。

制法／ 将豆腐切块，与大飞扬草一同放入锅中；加入适量清水，煮汤；加入盐调味即可。

用法／ 喝汤吃豆腐，每日1剂，分2或3次服用。

功效／ 清热解毒、通乳止痛。适用于产妇排乳不畅、乳房胀痛、急性化脓性乳腺炎早期等。

备注／ 化脓者应及时到医院进行处理。

蒲公英粥
材料少／材料易得／制作时间短

材料／ 蒲公英50克，粳米100克。

制法／ 将蒲公英洗净，切碎，以水煎煮，去渣取汁；加入粳米，一起煮成粥，以较稀薄为宜。

用法／ 每日2或3次，温服。3日为1个疗程。

功效／ 适用于缓解急性乳腺炎的症状。

花椒叶方
材料少／材料易得／制作时间短

材料／ 花椒叶2片。

制法／ 将花椒叶晒干，研成粉末，用清水做成药膏。

用法／ 将药膏敷于患处，干则即换。

功效／ 适用于乳腺炎脓肿未溃者。

水仙花根方
材料少／材料易得／制作时间短

材料／ 水仙花根适量。

制法／ 将水仙花根捣碎。

用法／ 将捣碎的水仙花根敷于患处，干则即换。

功效／ 适用于急性乳腺炎。

芙蓉花方
材料少／材料易得／制作时间短

材料／ 鲜芙蓉花120克，红糖适量。

制法／ 将鲜芙蓉花和红糖捣碎。

用法／ 将捣碎的鲜芙蓉花和红糖敷于患处，干则即换。

功效／ 适用于乳腺炎初起时。

马兰方

材料少／材料易得／制作时间短

材料／马兰（鲜品）120克，白砂糖适量。

制法／将马兰捣碎取汁，加入适量白砂糖，搅拌均匀。

用法／每日分3次内服药汁，将药渣局部外敷，干则即换。

功效／适用于急性乳腺炎。

仙人掌方

材料少／材料易得／制作时间短

材料／仙人掌1块。

制法／将仙人掌去刺、去皮并捣碎。

用法／将捣碎的仙人掌敷于患处，每日1次。3日为1个疗程。

功效／适用于乳腺炎初起时。

大田基黄方

材料少／制作时间短

材料／大田基黄35克。

制法／将大田基黄以水煎煮，去渣取汁。

用法／每日2次，连服2日。

功效／可缓解乳腺炎的症状。

备注／病情严重者可适当延长服药时间。

鲜葱方

材料少／材料易得／制作时间短

材料／鲜葱150克。

制法／将鲜葱以水煎煮。

用法／用鲜葱水先熏后洗患侧乳房，每日

3~5次。2日为1个疗程。

功效／适用于乳腺炎。

桃树皮煮鸡蛋

材料少／材料易得／制作时间短

材料／桃树皮30克，鸡蛋1枚，白砂糖25克。

制法／将桃树皮洗净，放入锅中；加入适量清水，煎煮25分钟，去渣；打入鸡蛋，煮熟；加入白砂糖调味即可。

用法／每日饭前吃鸡蛋，连吃3日。

功效／清热解毒、消痈散结。适用于乳腺炎。

黄花菜根炖猪蹄

材料少／材料易得／制作时间短

材料／猪蹄1只，黄花菜根适量。

制法／将猪蹄洗净，与黄花菜根一同放入锅中；加入适量清水，煮至猪蹄酥烂。

用法／食猪蹄、黄花菜，饮汤，1日食尽。

功效／适用于乳腺炎。

马兰根方

材料少／材料易得／制作时间短

材料／马兰根90克，马兰鲜叶、米酒各适量。

制法／将马兰根以水煎煮，去渣取汁；在马兰鲜叶中加入米酒并捣碎。

用法／每日1剂，饮马兰根药汁，将捣碎的马兰鲜叶敷于患处（不可敷乳头），干则即换。

功效／适用于急性乳腺炎。

消化汤

制作时间短

材料 / 金银花60克，当归30克，紫背天葵15克，天花粉、生甘草各9克，通草3克。

制法 / 将上述材料以水煎煮，去渣取汁。

用法 / 每日1剂，分2次服用。

功效 / 清热解毒、活血消痈。适用于热毒内盛（化脓期）型乳腺炎。

牛膝归尾粥

制作时间短

材料 / 牛膝、归尾各10克，粳米100克，白砂糖20克。

制法 / 将牛膝切成3厘米长的段；将归尾洗净；将粳米淘洗干净；将粳米、牛膝、归尾一同放入锅中，加入适量清水，用大火煮沸；改用小火，煮35分钟；加入白砂糖调味即可。

用法 / 佐餐食用，1日食尽。

功效 / 消炎、止痛。适用于乳腺炎。

猪胆汁方

材料易得／制作时间短

材料 / 猪胆汁、红糖各适量。

制法 / 将猪胆汁和红糖水搅拌均匀，熬成药膏。

用法 / 将药膏涂在纱布上，敷于患处，每日一换。

功效 / 适用于急性乳腺炎。

当归清营汤

材料易得／制作时间短

材料 / 当归、生地黄、栀子、赤茯苓、白芍各9克，柴胡、川芎、甘草各3克，贝母4.5克，牡丹皮、天花粉、连翘各6克。

制法 / 将上述材料以水煎煮，去渣取汁。

用法 / 每日1剂，分2次服用。

功效 / 疏肝养血、滋阴润燥。适用于由肝胆风热血燥（郁乳期）导致的乳腺炎。

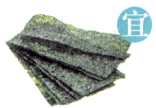

宜 紫菜、芋头、银耳、荔枝、松子、核桃、小麦、黄豆芽、绿豆、枸杞子、茯苓。

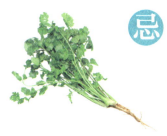

忌 奶油、猪肥肉、腊肉、腊肠、香菜、芥菜、洋葱、杏仁、辣椒、花椒、桂皮。

【0成本按摩方】·乳根穴

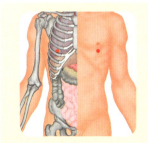

标准定位：在胸部，乳头直下，第5肋间隙，距前正中线4寸处。

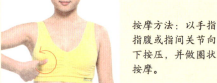

按摩方法：以手指指腹或指间关节向下按压，并做圈状按摩。

乳腺增生

【病症解析】

❶乳腺增生是乳腺组织的增生及退行性病变，与内分泌功能紊乱有关。它是女性常见的乳房疾病之一。

❷乳腺增生主要以乳房周期性疼痛为特征。起初为游漫性胀痛，触痛以乳房外上部及中上部最为明显，每月月经前疼痛加剧，行经后疼痛减退或消失。严重者，月经前后均呈持续性疼痛。有时疼痛向腋部、肩背部、上肢等处放射。

橘饼饮

材料少／材料易得／制作时间短

材料／金橘饼50克。

制法／将金橘饼洗净，切碎，放入砂锅中；加入适量清水，用中火煮15分钟即可。

用法／每日1次。

功效／适用于乳腺增生。

青皮山楂粥

材料少／材料易得

材料／粳米100克，青皮10克，山楂30克。

制法／将青皮、山楂分别洗净，切碎，放入砂锅中；加入适量清水，浓煎40分钟；用洁净的纱布进行过滤，取汁；将粳米淘洗干净，放入砂锅中；加入适量清水，用小火煨煮成稠粥；在粥将熟时，加入青皮碎、山楂碎，浓煎，搅拌均匀，继续煨煮至沸即可。

用法／每日1剂，分早、晚2次服用。

功效／疏肝理气、解郁散结。适于乳腺小叶增生，证属肝郁气滞者。

玫瑰蚕豆花茶

材料少／材料易得／制作时间短

材料／玫瑰花6克，蚕豆花10克。

制法／将玫瑰花、蚕豆花分别洗净，沥干，放入茶杯中，用沸水冲泡，盖上茶杯盖。

用法／代茶饮用。

功效／疏肝理气、解郁散结。适用于乳腺小叶增生，证属肝郁气滞者。

肉苁蓉归芍蜜饮

材料易得

材料／肉苁蓉、当归、赤芍、金橘叶、半夏各10克，柴胡5克，蜂蜜30毫升。

制法／将上述材料分别除去杂质，洗净，晾干，切碎，放入砂锅中；加入适量清水，浸泡片刻，煮30分钟；用洁净的纱布进行过滤，取汁；待其温热时，加入蜂蜜，搅拌均匀即可。

用法／每日1剂，分上午、下午2次服用。

功效／适用于乳腺增生。

木香当归敷方

制作时间短

材料 / 蒲公英、木香、当归、白芷、栀子、薄荷各30克，紫花地丁、瓜蒌、黄芪、郁金各18克，麝香0.4克。

制法 / 将上述材料一同研成粉末。

用法 / 用酒精清洗肚脐，擦干，填塞0.5克粉末，用棉花轻柔按压，用胶布固定。3日换药1次，8次为1个疗程。

功效 / 适用于乳腺增生。

备注 / 月经过多及功能性出血者忌用。

核桃茴香方

材料少／材料易得／制作时间短

材料 / 核桃1个，八角茴香1颗。

用法 / 取核桃仁、八角茴香，于饭前嚼烂后吞下，每日3次，连吃1个月。

功效 / 适用于乳腺增生较轻者。

柑橘籽方

材料少／材料易得／制作时间短

材料 / 柑橘籽500克。

制法 / 将柑橘籽烘干，研成粉末。

用法 / 每次10克，用温开水送服，每日2次。

功效 / 适用于乳腺增生。

蜂房汤

制作时间短

材料 / 露蜂房、山慈菇、郁金、青皮、柴胡、橘叶各10克，贝母、香附各12克，夏枯草25克。

制法 / 将上述材料以水煎煮，去渣取汁。

用法 / 每日1剂，分2次服用。

功效 / 疏肝化痰、软坚散结。适用于乳腺增生。

乳核饮

材料易得／制作时间短

材料 / 柴胡、白芍、香附、郁金各12克，青皮、丹参、三棱各9克，夏枯草、生牡蛎各30克（先煎），白花蛇舌草、黄芪各15克。

制法 / 将上述材料以水煎煮，去渣取汁。

用法 / 每日1剂，分2次服用。

功效 / 疏肝理气、活血化瘀、消痰散结。适用于气滞血瘀、气阻痰凝型乳腺增生。

【0成本按摩方】·膻中穴

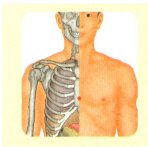

标准定位：在胸部，前正中线上，平第4肋间，男性于胸骨中线与两乳连线的交点处取穴，女性于胸骨中线平第4肋间隙处取穴。

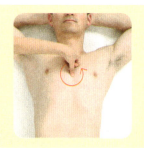

按摩方法：以拇指或中指的指腹抵住穴位并向下按压，同时做圈状按摩。

不孕症

【病症解析】

❶ 不孕症是指以育龄期女子婚后或末次妊娠后，夫妇同居2年以上，配偶生殖功能正常，未避孕而不受孕为主要表现的疾病。

❷ 不孕症主要分为原发性不孕和继发性不孕。原发性不孕为从未受孕，继发性不孕为曾经怀孕以后又不孕。不同病因导致的不孕症可能伴有相应病因的临床症状。

❸ 气血不足、肾阳不足、肝郁气滞等是造成不孕的原因。

并提汤

材料易得／制作时间短

材料／ 熟地黄、巴戟天（盐水浸）、土炒白术各30克，人参、黄芪各15克，山茱萸9克，枸杞子6克，柴胡1.5克。

制法／ 将上述材料以水煎煮，去渣取汁。

用法／ 每日1剂，分2次服用。

功效／ 补肾气，兼补脾胃。适用于由肾气（阳）不足导致的不孕症。

苍附导痰汤加减方

材料易得／制作时间短

材料／ 苍术、制南星、石楠叶各9克，香附、杜仲、淫羊藿各10克，陈皮6克，茯苓15克，制半夏12克。

制法／ 将上述材料以水煎煮，去渣取汁。

用法／ 每日1剂，分2次服用。

功效／ 燥湿化痰、理气调冲。适用于痰湿内阻型不孕症。

备注／ 大便溏薄者，加入炮姜炭9克、焦米仁10克，闭经者，加入红花、莪术各9克，赤芍12克。

灵脂白芷方

制作时间短

材料／ 五灵脂、白芷各6克，麝香0.3克，盐适量。

制法／ 将上述材料一同研成粉末。

用法／ 将粉末填于脐孔中，用大豆大小的21壮艾炷灸腹部，以腹部温暖为度，5天后再灸1次。

功效／ 活血化瘀、散寒调经。适用于瘀阻胞络、虚寒凝滞之不孕症，症见月经后期量少、色黑、多块，以及小腹刺痛等。

茶树根香附饮

材料少／制作时间短

材料／ 茶树根20克，小茴香5克，香附10克，红糖30克。

制法／ 将茶树根、小茴香、香附以水煎煮，去渣取汁，加入红糖调味即可。

用法／ 每日1剂，连服7~10日。

功效／ 理气活血、促进孕育。适用于由血气不和、经血不调导致的不孕症。

菟丝子茶

材料少／材料易得／制作时间短

材料／ 菟丝子10克，红糖适量。

制法／ 将菟丝子洗净、捣碎，并用纱布包好；将包好的菟丝子放入茶杯中，用沸水冲泡，加入适量红糖调味即可。或者直接将洗净的菟丝子放入锅中，以水煎煮，20分钟后滤渣取汁，加入红糖调味即可。

用法／ 代茶温饮，每日1剂。

功效／ 适用于由肾虚引起的头晕目眩、腰膝酸软和不孕不育等。

开郁种玉汤

材料易得／制作时间短

材料／ 酒洗当归、土炒白术各150克，酒炒白芍30克，酒炒香附、酒洗牡丹皮、茯苓（去皮）各9克，花粉6克。

制法／ 将上述材料以水煎煮，去渣取汁。

用法／ 每日1剂，分2次服用。

功效／ 能解肝、脾、心、肾四经之郁，开胞胎之门，对不孕症有一定的疗效。

养精种玉汤

材料少／材料易得／制作时间短

材料／ 熟地黄30克，当归、白芍、山茱萸各15克。

制法／ 将上述材料以水煎煮，去渣取汁。

用法／ 每日1剂，分2次服用。

功效／ 补肾养血。适用于由阴少精亏、肾亏血虚导致的不孕症。

川芎当归鸡

材料易得／制作时间短

材料／ 川芎、炮生姜、生蒲黄各5克，当归20克，炒小茴香、没药、肉桂、赤芍、山茱萸、乌药各10克，延胡索、五灵脂各15克，母鸡1只，生姜、葱、盐、料酒、胡椒粉各适量。

制法／ 将鸡宰杀，去毛及内脏；将上述药材装入纱布袋中，扎紧袋口；将生姜拍松；将葱切段；将鸡、纱布袋、生姜、葱段、料酒、盐一同放入炖锅中，加入2500毫升清水，用大火煮沸；改用小火，煮1小时。

用法／ 佐餐食用，在食用时放入胡椒粉并搅拌均匀，每日1次。

功效／ 补气血、暖子宫。适用于原发性不孕，症见婚后多年不孕，月经不调、错后时多、日数不一、经行腹痛、量少色淡，四肢不温、喜热畏寒等。

【0成本按摩方】·归来穴

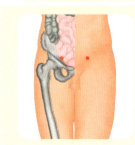

标准定位：在下腹部，脐中下4寸，前正中线旁开2寸处。

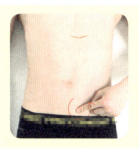

按摩方法：以手指指腹或指间关节向下按压，并做圈状按摩。

更年期综合征

【病症解析】

❶更年期综合征是指妇女因卵巢功能衰退而出现的以自主神经功能紊乱为主的综合征，表现为月经周期紊乱、潮红、出汗、心悸、情绪改变等。

❷更年期综合征的临床症状有心悸胸闷、出汗潮热、情绪不稳、忧郁失眠、四肢乏力、性交不适、月经紊乱、面现皱纹、肌肉疼痛、体重增加及肥胖、血压升高等。

六味地黄汤
材料易得／制作时间短

材料／生地黄15克，生白芍、茯苓、沙苑子各12克，女贞子、泽泻、杜仲各10克，山茱萸、牡丹皮、当归、麦冬各9克。

制法／将上述材料以水煎煮，去渣取汁。

用法／每日1剂，分2次服用。

功效／补肾养阴。适用于肾阴不足型更年期综合征。

备注／阴虚火旺者，加入知母、黄柏各9克，以及龟甲胶（烊冲）10克。

健脾温肾汤
材料易得／制作时间短

材料／党参、炒白术、山药各12克，菟丝子、熟地黄、枸杞子各10克，巴戟天9克，吴茱萸、陈皮各6克，砂仁（后下）3克。

制法／将上述材料以水煎煮，去渣取汁。

用法／每日1剂，分2次服用。

功效／健脾温肾。适用于脾肾阳虚型更年期综合征。

益肾平肝汤
材料易得／制作时间短

材料／生地黄、麦冬、煅龙齿（先煎）各12克，山药、菟丝子、枸杞子、沙苑子、钩藤、生栀子各10克，山茱萸、牡丹皮、当归、龟甲胶（烊冲）各9克。

制法／将上述材料以水煎煮，去渣取汁。

用法／每日1剂，分2次服用。

功效／益肾平肝。适用于肾虚肝旺型更年期综合征。

附片鲤鱼汤
材料易得／制作时间短

材料／制附片15克，鲤鱼1条（约500克），生姜末、葱花、盐、味精各适量。

制法／将制附片以水煎煮，去渣取汁；将鲤鱼处理干净；将药汁和鲤鱼一同放入锅中，将鲤鱼煮熟；加入生姜末、葱花、盐、味精调味即可。

用法／食鱼饮汤，1日食尽。

功效／适用于更年期头晕目眩、气血不足和五脏虚损者。

莲子百合粥

材料 / 莲子、百合、粳米各30克。

制法 / 将莲子、百合与粳米一同煮成粥。

用法 / 每日1剂，分早、晚2次服用。

功效 / 适用于绝经前后伴有心悸不寐、怔忡健忘、肢体乏力、皮肤粗糙症状者。

核桃方

材料少 / 材料易得 / 制作时间短

材料 / 核桃仁20克，白砂糖50克，黄酒100毫升。

制法 / 将核桃仁捣碎，与白砂糖一同放入锅中；加入黄酒，用小火煮沸；再煮10分钟即可。

用法 / 睡前服用，随症服用。

功效 / 适用于患有更年期综合征而失眠者。

益肾疏肝方

制作时间短

材料 / 煅牡蛎（先煎）30克，沙参15克，生地黄、麦冬、炒白芍各12克，当归、川楝子、柴胡、八月札、山茱萸、佛手片、黄芩各9克，枸杞子、广郁金各10克。

制法 / 将上述材料以水煎煮，去渣取汁。

用法 / 每日1剂，分2次服用。

功效 / 益肾疏肝。适用于肾虚肝郁型更年期综合征。

备注 / 多虑猜疑、抑郁不欢者，可用下方：柴胡、郁金、合欢皮、佛手片、神曲、紫苏梗各9克，浮小麦30克，炙甘草5克，红枣9枚，生地黄15克，百合、炒白芍各15克。

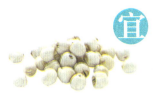

宜 鸡蛋、大豆、核桃、鲤鱼、芝麻、莲子、百合、苹果、鸡肉、牛奶。

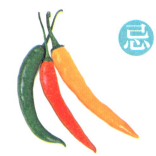

忌 咸肉、咸菜、腊肠、豆酱、肥肉、蟹黄、酒、咖啡、胡椒、辣椒。

【0成本按摩方】·神庭穴

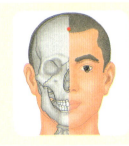

标准定位：在头前部，前发际正中直上0.5寸处。

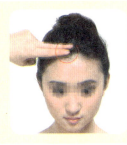

按摩方法：以手指指腹或指间关节向下按压，并做圈状按摩。

女性性冷淡

【病症解析】

❶ 女性性冷淡是指女性性欲缺乏，通俗地讲，即对性生活无兴趣或者性欲减退。

❷ 女性性冷淡的原因可分为功能性原因和器质性原因两大类。女性性冷淡的功能性原因大多为性中枢受到抑制、脊髓功能紊乱。

❸ 女性性冷淡表现在心理和生理两个方面。

左归汤
材料易得／制作时间短

材料／菟丝子、龟板胶（烊化）、怀牛膝、麦冬、女贞子、墨旱莲各30克，熟地黄、山药各20克，山茱萸、枸杞子各10克。

制法／将上述材料以水煎煮2次，取汁200毫升。

用法／每日1剂，分2次服用，每次100毫升。

功效／滋补肾阴、提高性欲。适用于肾阴亏虚型性冷淡。

苁蓉羊肉粥
材料易得／制作时间短

材料／肉苁蓉50克，羊肉碎200克，粳米100克，生姜3片，芝麻油、盐各适量。

制法／将肉苁蓉切片，放入锅中煮1小时，去渣；放入羊肉碎、粳米、生姜，一同煮成粥；加入芝麻油、盐调味即可。

用法／早、晚佐餐食用。

功效／补肾助阳、提高性欲。适用于性冷淡，肾虚者尤宜。

复方苁蓉螵蛸汤
材料易得／制作时间短

材料／菟丝子、肉苁蓉、女贞子各20克，枸杞子、覆盆子、山茱萸、金樱子、鹿角霜各15克，车前子、韭菜籽、桑螵蛸、蛇床子各10克，五味子6克。

制法／将上述材料以水煎煮，去渣取汁。

用法／每日1剂，分2次服用。

功效／提高性功能。适用于女性性冷淡。

枸杞子炖鸽子
材料易得／制作时间短

材料／鸽子2只，枸杞子30克，五香豆腐干3块，香菇10个，鲜汤500毫升，猪油50克，黄酒、盐各适量。

制法／将鸽子宰杀，去毛及内脏，洗净，用盐抹均匀；将五香豆腐干、香菇切片，铺在砂锅中；放入鸽子、枸杞子、猪油、黄酒、鲜汤，用小火慢炖至鸽子肉烂即可。

用法／佐餐食用。

功效／补肾益肝。适用于肝肾不足之性冷淡。

参芪附片锁阳汤

材料少／材料易得／制作时间短

材料／菟丝子、煅牡蛎、阳起石各20克，黄芪、山药、巴戟天、党参、枸杞子、肉苁蓉各15克，熟附片、锁阳、山茱萸各10克。

制法／将上述材料以水煎煮，去渣取汁。

用法／每日1剂，分2次服用。

功效／提高性欲。适用于女性性冷淡。

海马当归牛尾汤

材料少／材料易得／制作时间短

材料／海马30克，当归头15克，红枣10枚，生姜4片，牛尾1根（100克），盐适量。

制法／将牛尾去皮，斩成块，放入沸水中煮10分钟，捞出，洗净；将海马和当归头洗净，将当归头切片；将红枣洗净，去核；将生姜洗净，去皮，切成4片；在瓦煲内加入适量清水，用大火煮沸，放入上述除盐外的材料；待水再次沸腾时改用中火，煲4小时；加入盐调味即可。

用法／佐餐食用。

功效／补肾助阳、补血养肝、祛风散寒。适用于肾阳不足之性冷淡。

归脾汤

材料易得／制作时间短

材料／党参、黄芪、炒白术、茯神、龙眼肉、红枣、酸枣仁各30克，当归、木香、炙甘草、鹿角霜各10克。

制法／将上述材料以水煎煮2次，去渣取汁200毫升。

用法／每日1剂，分2次服用，每次100毫升。

功效／补益心脾、助思欲念。适用于心脾两虚型性冷淡。

红参蛤蚧苁蓉酒

材料少／材料易得

材料／红参20克，蛤蚧1对，肉苁蓉50克，米酒1000毫升。

制法／将上述材料浸入1000毫升米酒中，密封7日。

用法／取酒，适量饮用。

功效／滋阴补肾、有效提高性欲。适用于女性性冷淡。

备注／暑热天不宜饮用。

【0成本按摩方】·会阴穴

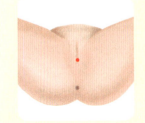

标准定位：在会阴部，女性在大阴唇后联合与肛门连线的中点。

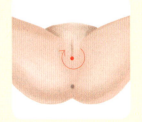

按摩方法：以手指指腹或指间关节向下按压，并做圈状按摩。

产后缺乳

【病症解析】

❶ 产妇在哺乳时乳汁甚少或全无，不足够甚至不能喂养婴儿的情况，称为产后缺乳。

❷ 乳汁的分泌与乳母的精神、情绪、营养状况、休息和活动量都有关系。

❸ 缺乳程度和情况各不相同：有的开始哺乳时乳汁缺乏，之后稍多但仍不充足；有的全无乳汁；有的正常哺乳，在突然高热或七情过极后，乳汁骤减，不足够喂养婴儿。

通草猪骨汤

材料少／材料易得／制作时间短

材料 / 通草6~9克，猪骨500克。

制法 / 将通草和猪骨一同煮成汤。

用法 / 饮汤。

功效 / 适用于产后缺乳。

花生猪蹄汤

材料少／材料易得／制作时间短

材料 / 猪蹄2只，花生仁200克，盐适量。

制法 / 将猪蹄洗净，与花生仁一起放入砂锅中；加入适量清水，用小火炖至猪蹄软烂；加入盐调味即可。

用法 / 食肉饮汤，每日1剂，可常服。

功效 / 适用于气血两虚型产后缺乳。

八宝鸡汤

材料易得／制作时间短

材料 / 党参、茯苓、白芍、炒白术各10克，炙甘草6克，熟地黄、当归各15克，川芎7克，母鸡1只，猪肉、猪骨各500克，葱、生姜各适量。

制法 / 将上述药材装入纱布袋中，扎紧袋口；将母鸡、猪肉去毛，洗净；将猪骨打碎；将生姜拍松；将葱切段；将猪肉、母鸡、纱布袋、猪骨、生姜、葱段放入锅中，加入3000毫升清水，用大火煮沸；改用小火，煮1.5小时即可。

用法 / 佐餐食用。

功效 / 补气补血。适用于气血两虚、面色萎黄、食欲缺乏、四肢乏力者。

鲤鱼木瓜汤

材料少／材料易得／制作时间短

材料 / 鲤鱼200克，木瓜250克。

制法 / 将鲤鱼洗净，与木瓜一同以水煎煮。

用法 / 食鲤鱼、木瓜，饮汤。

功效 / 适用于产后缺乳。

红枣蒸甲鱼

制作时间短

材料 / 红枣20枚，甲鱼1只（500克），上汤200毫升，料酒20毫升，葱2克，生姜10克，红糖30克。

制法 / 将上述材料放入锅中，煮熟即可。

用法 / 佐餐食用，食肉饮汤，1日食尽。

功效 / 滋阴补血。适用于阴虚的产妇。

棉花籽煎鸡蛋

材料少 / 材料易得

材料 / 棉花籽10克，鸡蛋2枚，白砂糖适量。

制法 / 将棉花籽和鸡蛋以2碗清水煎煮；在蛋熟后，去壳再煎煮片刻；加入白砂糖调味即可。

用法 / 饮汤食蛋，1日食尽。

功效 / 适用于产后缺乳。

赤包根方

材料少 / 制作时间短

材料 / 赤包根60克。

制法 / 将赤包根研成粉末。

用法 / 每次2~3克，用沸水冲服，每日2次。

功效 / 适用于产后乳汁不下者。

鲫鱼通草猪蹄汤

材料少 / 材料易得 / 制作时间短

材料 / 鲫鱼500克，通草10克，猪前蹄1只。

制法 / 将鲫鱼宰杀并洗净，与通草、猪前蹄一同煎煮。

用法 / 去掉通草，食肉饮汤，1日食尽。

功效 / 适用于产后缺乳。

老丝瓜方

材料少 / 材料易得 / 制作时间短

材料 / 老丝瓜、黄酒各适量。

制法 / 将老丝瓜阴干，烧炭存性，研成粉末。

用法 / 每日3克，用黄酒送服。

功效 / 适用于产后缺乳。

桔梗茯苓方

制作时间短

材料 / 桔梗45克，茯苓10克，芍药、当归、枳壳各6克，人参（单煎）、川芎、甘草各3克。

制法 / 将上述材料以水煎煮，去渣取汁。

用法 / 每日1剂，分2次服用。

功效 / 补气活血、通络下乳。适用于产后缺乳。

天花粉方

材料少 / 材料易得 / 制作时间短

材料 / 天花粉20~30克，赤小豆适量。

制法 / 将天花粉炒黄，研成粉末；将赤小豆以水煎汤。

用法 / 每次取粉末5~6克，与赤小豆汤搅拌均匀后服下，每日2次。

功效 / 适用于产后缺乳。

吴茱萸酒

材料易得／制作时间短

材料／吴茱萸根（粗者）1尺，火麻仁50克，陈皮70克，酒1000毫升。

制法／将吴茱萸根切碎；将火麻仁、陈皮捣碎，拌入切碎的吴茱萸根，用酒浸泡12小时，用小火微煎，去渣，放入瓶中。

用法／分成5份，每日早晨空腹温服。

功效／对产后缺乳有一定的疗效。

赤小豆方

材料少／材料易得／制作时间短

材料／赤小豆100克。

制法／将赤小豆洗净，加入700毫升清水，放入锅中，用大火煮至豆熟汤成。

用法／去豆饮汤，每日1次。

功效／适用于由产后乳房肿胀、乳脉气血壅滞导致的产后缺乳。

虾米粥

材料少／材料易得／制作时间短

材料／虾米20克，粳米100克，盐适量。

制法／将虾米泡发，洗净；将粳米淘洗干净，放入锅中，加入适量清水，浸泡5～10分钟，用小火煮；待煮沸后，加入虾米和盐，煮至粥熟即可。

用法／每日1剂。

功效／适用于产后气血不足、乳汁缺乏者。

黄酒炖鲫鱼

材料少／材料易得／制作时间短

材料／鲫鱼1条（约500克），黄酒适量。

制法／将鲫鱼清洗干净，煮至半熟，加入黄酒清炖。

用法／食鱼饮汤，每日1次。

功效／通气下乳。适用于产后乳汁不下者。

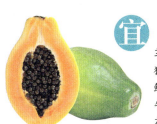

宜 芝麻、鸡肉、猪蹄、鲫鱼、鲤鱼、木瓜、牛奶、虾米、花生、黄豆。

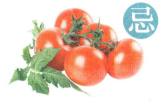

忌 油炸类食物、肥肉、黄油、奶酪、辣椒、生西红柿、生黄瓜、冷饮、冰冻类食物。

【0成本按摩方】·膻中穴

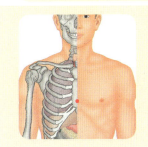

标准定位：在胸部，前正中线上，平第4肋间，男性于胸骨中线与两乳连线的交点处取穴，女性于胸骨中线平第4肋间隙处取穴。

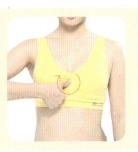

按摩方法：以拇指或中指的指腹抵住穴位并向下按压，同时做圈状按摩。

产后恶露不尽

【病症解析】

❶ 在胎儿、胎盘娩出后，胞宫中遗留的余血浊液随胞宫缩复而逐渐排出，形成产后恶露。产后恶露有血腥味，但无臭味，其颜色及内容物随时间而变化，一般持续4～6周，总量为250～500毫升。若超出上述时间仍有较多产后恶露排出，则称为产后恶露不尽。

❷ 中医认为，产后恶露不尽发生的机理主要是冲任为病、气血运行失常；其病因主要是气虚、血瘀、血热。

党参益母汤

材料少／材料易得／制作时间短

材料／党参15克，益母草60克，红糖适量。

制法／将上述材料以水煎煮，去渣取汁。

用法／每日1剂，分2次服用。

功效／补中益气、活血化瘀。适用于气滞血瘀型产后恶露不尽。

桃仁莲藕汤

材料少／材料易得／制作时间短

材料／桃仁10克，莲藕250克，盐少许。

制法／将莲藕洗净并切片，与桃仁一同放入锅中，以水煎煮；加入盐调味即可。

用法／吃藕喝汤，每日1剂，分2次服用。

功效／活血化瘀。适用于产后恶露不尽。

地黄酒

材料少／材料易得／制作时间短

材料／生地黄汁1000毫升，生姜汁100毫升，清酒200毫升。

制法／先煎生地黄汁3～5次，放入生姜汁，以清酒再煎1或2次。

用法／每次温服1小杯，每日3次。

功效／养阴、清热、止血。适用于由产后血热引起的恶露不尽。

归芍生姜桂酒

材料少／材料易得／制作时间短

材料／生姜、桂心各90克，当归、芍药各60克，酒3500毫升。

制法／将前4种材料切碎，加入适量清水，与酒一同煎煮，取汁约2000毫升。

用法／每次30毫升，每日2次。

功效／活血化瘀。适用于产后恶露不尽。

鸭蛋苏木藕汤

材料少／材料易得／制作时间短

材料／鸭蛋1枚，苏木6克，藕节30克。

制法／将鸭蛋煮熟，去壳；将苏木和藕节以水煎煮，去渣；加入去壳的熟鸭蛋，再煮片刻。

用法／吃蛋喝汤，每日1剂，连服3～5剂。

功效／补气益血。适用于产后恶露不尽。

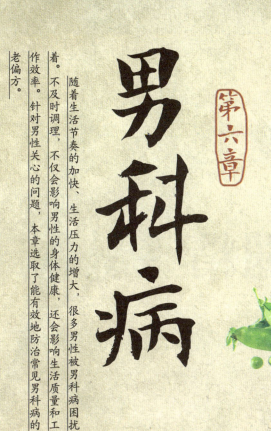

男科病

第六章

随着生活节奏的加快、生活压力的增大，很多男性被男科病困扰着。不及时调理，不仅会影响男性的身体健康，还会影响生活质量和工作效率。针对男性关心的问题，本章选取了能有效地防治常见男科病的老偏方。

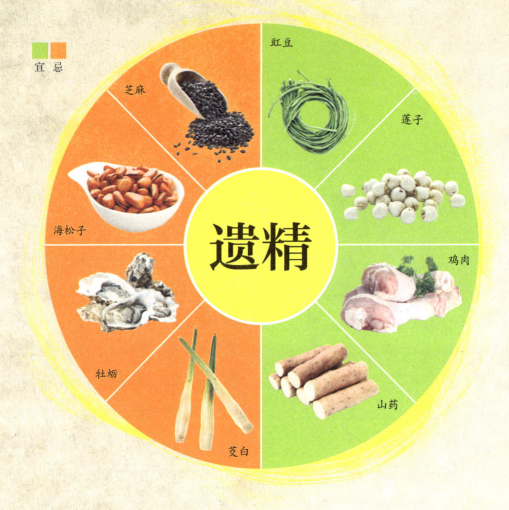

宜 忌

芝麻

豇豆

莲子

海松子

鸡肉

牡蛎

茭白

山药

遗精

【病症解析】

❶ 遗精多由劳欲过度、饮食不节、恣情纵欲等引起，基本病机为肾失封藏、精关不固。

❷ 成年未婚男子或婚后夫妻分居等长期无性生活者，一月发生遗精1或2次属于正常生理现象。如果遗精次数过多，每周2次以上或清醒时流精，并伴有头昏、精神萎靡、腰腿酸软、失眠等症状，就属于病态。

【0成本按摩方】·肾俞穴

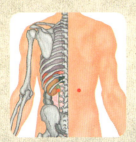

标准定位：在腰部，第2腰椎棘突下，后正中线旁开1.5寸处。

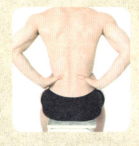

按摩方法：双手叉腰，以拇指指尖用力向下按压。

山茱萸粥

材料少／材料易得／制作时间短

材料 ／ 山茱萸20克，粳米100克，白砂糖适量。

制法 ／ 将山茱萸、粳米和白砂糖一同煮成粥。

用法 ／ 食粥，每日1次。

功效 ／ 适用于遗精。

淫羊藿方

材料少／材料易得／制作时间短

材料 ／ 淫羊藿10克。

制法 ／ 将淫羊藿以水煎煮。

用法 ／ 每日1剂，分2或3次服用。

功效 ／ 适用于遗精。

迎春花根方

材料少／材料易得／制作时间短

材料 ／ 迎春花根60克。

制法 ／ 将迎春花根以水煎煮。

用法 ／ 每日1剂，分2或3次服用。

功效 ／ 适用于遗精。

对虾酒

材料少／材料易得

材料 ／ 新鲜大对虾1对，60度的白酒50毫升。

制法 ／ 将大对虾洗净，置于瓷罐中；加入白酒，浸泡并密封，约10日即可。

用法 ／ 每日随量饮用，待酒尽后，将大对虾烹炒食用。

功效 ／ 适用于遗精。

豆叶藕汁

材料少／材料易得／制作时间短

材料 ／ 扁豆叶15克，莲藕90克。

制法 ／ 将扁豆叶和莲藕以水煎煮，去渣取汁。

用法 ／ 每日1剂，分2次服用。

功效 ／ 适用于遗精。

桐子花方

材料少／材料易得／制作时间短

材料 ／ 桐子花15克。

制法 ／ 将桐子花烧炭存性，研成粉末。

用法 ／ 每日1剂，用温开水送服，每日3次。

功效 ／ 适用于遗精。

丝瓜花莲子饮

材料少／材料易得／制作时间短

材料 ／ 丝瓜花10克，莲子30克。

制法 ／ 将丝瓜花和莲子以水煎煮，去渣取汁。

用法 ／ 每日1剂，分2或3次服用。

功效 ／ 适用于遗精。

生地天冬方

材料易得／制作时间短

材料 ／ 夜交藤、牡蛎各30克，生地黄20克，天冬、麦冬、山茱萸各10克，党参、茯神、远志各8克，甘草6克，黄连、肉桂各3克。

制法 ／ 将上述材料以水煎煮，去渣取汁。

用法 ／ 每日1剂，晚上服用。

功效 ／ 滋阴降火、交通心肾。适用于由心肾不交导致的遗精。

早泄

【病症解析】

❶ 在性交过程中射精过早称为早泄。早泄是男子性功能障碍中常见的症状。

❷ 临床所见的早泄绝大多数为心因性的，受大脑病理性兴奋或脊髓中枢兴奋增强影响；少数是由器质性疾病引起的。

❸ 中医认为，早泄多由肾气亏虚、精关不固、心肝火旺导致，因此在治疗时应注意补肾益气、固摄涩精、清泻肝火、清利湿热。

花生叶乌梅饮

材料少／材料易得／制作时间短

材料 ／ 花生叶30克，乌梅9克。

制法 ／ 将花生叶和乌梅以水煎煮，去渣取汁。

用法 ／ 每日1剂，分3次服用。

功效 ／ 适用于早泄。

淫羊藿酒

材料少／材料易得

材料 ／ 淫羊藿30克，白酒500毫升。

制法 ／ 将淫羊藿洗净，放入白酒中浸泡3～7日。

用法 ／ 随时取少量饮用。

功效 ／ 适用于早泄、阳痿等。

生地知母汤

材料易得／制作时间短

材料 ／ 龙骨、牡蛎（先煎）各30克，山药、金樱子各15克，生地黄、知母、山茱萸、黄檗、泽泻、牡丹皮各10克。

制法 ／ 将上述材料以水煎煮，去渣取汁。

用法 ／ 每日1剂，分2次服用。

功效 ／ 滋阴降火。适用于阴虚阳亢型早泄，症见早泄滑精、腰膝酸软、头晕耳鸣、五心燥热、潮热盗汗、虚烦不眠、小便色黄、舌红少津、脉细数。

锁阳方

材料少／材料易得／制作时间短

材料 ／ 锁阳30～50克。

制法 ／ 将锁阳以水煎煮，去渣取汁。

用法 ／ 每日1剂，分3次服用。

功效 ／ 适用于早泄。

益气补肾方

材料少／材料易得

材料 ／ 人参3克，核桃30个（取仁）。

制法 ／ 将人参切片，与核桃仁一同放入锅中；加入适量清水，用小火煮1小时即可。

用法 ／ 代茶饮用，每日1剂。

功效 ／ 益气补肾。适用于由肾气亏虚导致的早泄。

珍珠母补益方

材料易得／制作时间短

材料／ 珍珠母60克，龙骨30克，女贞子、熟地黄各15克，白芍12克，酸枣仁9克，五味子6克。

制法／ 将上述材料以水煎煮，去渣取汁。

用法／ 每日1剂，分2次服用。

功效／ 育阴潜阳、养血安神、益肾固精。适用于由肝肾不足、心神不宁导致的早泄。

安神汤

材料易得／制作时间短

材料／ 石莲肉12克，麦冬、远志、芡实各6克，人参（单煎）、甘草、莲须各3克。

制法／ 将上述材料以水煎煮，去渣取汁。

用法／ 每日1剂，分2次服用。

功效／ 养心安神。适用于早泄。

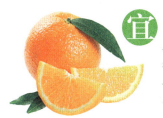

宜 核桃、韭菜、蜂蜜、橙子、猪肾、羊肾、鸡肉、甲鱼、栗子、黑豆。

鹿衔草淫羊藿方

材料易得／制作时间短

材料／ 鹿衔草、淫羊藿各30克，三枝九叶草20克，白酒2500毫升。

制法／ 将上述除白酒外的材料以水煎煮，去渣取汁。

用法／ 每日1剂，分3次服用。或将5剂药浸泡于白酒中，早、晚各1次，每次100毫升。

功效／ 适用于早泄、阳痿。

固精方

制作时间短

材料／ 豆蔻、五倍子各6克，焦白术、罂粟壳各12克，金樱子、海金沙、龙骨（先煎）、牡蛎（先煎）各9克，竹叶3克。

制法／ 将上述材料以水煎煮，去渣取汁。

用法／ 每日1剂，分2次服用。3~5日为1个疗程。

功效／ 固肾涩精、健脾助胃。适用于早泄。

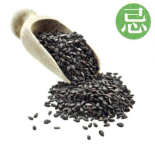

忌 芝麻、海松子、茭白。

【0成本按摩方】·气海穴

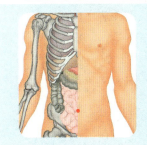

标准定位：在下腹部，前正中线上，脐中下1.5寸处。

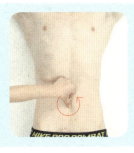

按摩方法：以手指指腹或指间关节向下按压，并做圈状按摩。

阳痿

【病症解析】

❶ 阳痿又称勃起功能障碍，是指在有性欲要求时，阴茎不能勃起或勃起不坚；或者虽然有勃起且有一定的硬度，但不能保持性交的足够时间，因而妨碍性交或不能完成性交。

❷ 阳痿分先天性阳痿和病理性阳痿两种。先天性阳痿不多见，不易治愈；病理性阳痿多见，治愈率高。

海马酒

材料少／材料易得

材料／海马100克，白酒500毫升。

制法／将海马浸泡在白酒中1个月，每日早晨摇晃瓶体。

用法／每晚临睡前服30毫升。

功效／适用于阳痿。

核桃仁粥

材料易得／制作时间短

材料／炸核桃仁80克，生核桃仁45克，粳米60克，牛奶200毫升，白砂糖12克。

制法／将粳米洗净，在清水中浸泡1小时，捞出，沥干；将粳米与炸核桃仁、生核桃仁、牛奶、清水搅拌均匀并磨细，用纱布袋滤出核桃茸；将锅中的水煮沸，加入白砂糖，在白砂糖全溶化后再次煮沸；将桃核茸慢慢倒入锅中，不断搅动，煮成粥；待粥熟后，装入碗中即可。

用法／每日1剂，分3次服用。

功效／补脾健肾。适用于虚弱劳损、肾虚喘咳、阳痿、遗精等。

泥鳅方

材料少／材料易得／制作时间短

材料／泥鳅500克。

制法／将泥鳅煮熟。

用法／食肉饮汤，分次食用，每日1剂。

功效／适用于阳痿。

阳起石方

材料少／材料易得／制作时间短

材料／阳起石12克。

制法／将阳起石煅烧成灰，研成粉末。

用法／用淡盐水或酒送服，每日1次。

功效／适用于阳痿。

韭菜籽方

材料少／材料易得／制作时间短

材料／韭菜籽10克。

制法／将韭菜籽以水煎煮，去渣取汁。

用法／每日1次。

功效／适用于阳痿。

人参肉苁蓉丸

材料易得／制作时间短

材料／人参、淫羊藿、肉苁蓉、枸杞子各30克。

制法／将上述材料一同研成粉末，炼蜜为丸，每粒2克。

用法／每次1粒，每日2或3次。

功效／补肾壮阳、强阴益精。适用于阳痿阴冷、性欲减退、未老先衰、神疲乏力者。

人参茶

材料少／材料易得／制作时间短

材料／人参15克，茶叶5克。

制法／将人参和茶叶以水煎煮，去渣取汁。

用法／每日1剂，分2次服用。

功效／适用于由肾阳不足导致的精泄过早、阳痿等。

螳螂方

材料少／材料易得／制作时间短

材料／螳螂若干。

制法／将螳螂焙干直至焦黄，研成粉末。

用法／用沸水冲服，每次1~2克，每日3次。

功效／适用于阳痿。

枸杞叶羊肾汤

材料少／材料易得／制作时间短

材料／鲜枸杞叶250克，羊肾1对，生姜3片，醋、葱白各适量。

制法／将羊肾剖开，去筋膜，洗净，切片，与其他材料一同煮汤。

用法／每日1剂，佐餐食用。

功效／补肾、益精。适用于阳痿。

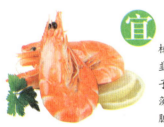

宜 核桃、羊肉、韭菜、枸杞子、虾、海藻、动物内脏、牡蛎、山药、鳝鱼。

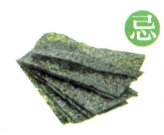

忌 茭白、甲鱼、肥肉、冷饮、田螺、河蚌、紫菜、柿子、香瓜。

【0成本按摩方】·大赫穴

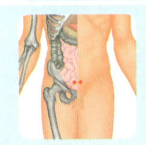

标准定位：在下腹部，脐中下4寸，前正中线旁开0.5寸处。

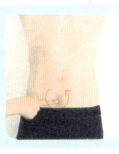

按摩方法：用手指指腹或指间关节以较为缓慢的速度按压，并做圈状按摩；在按摩时需配合呼吸。

前列腺炎

【病症解析】

❶ 前列腺炎是由前列腺特异性和非特异感染所致的急慢性炎症，可出现全身或局部症状。

❷ 按照病程，可将前列腺炎分为急性前列腺炎和慢性前列腺炎。其中，急性前列腺炎是由细菌感染而引起的前列腺炎症。

❸ 急性前列腺炎发病突然，表现为寒战、发热、疲乏无力等全身症状，伴有会阴部和耻骨上部疼痛，甚至急性尿潴留症状。慢性前列腺炎多有疼痛和排尿异常等症状。

固肾益气汤

材料易得／制作时间短

材料／土茯苓24克，桑螵蛸、熟地黄、墨旱莲、党参、黄芪、枸杞子各15克，女贞子、菟丝子各12克，当归6克，王不留行、锁阳、益智仁各10克。

制法／将上述材料以水煎煮，去渣取汁。

用法／每日1剂，分2次服用。

功效／固肾益气、健脾通利。适用于慢性前列腺炎。

蒲公英茶

材料少／材料易得／制作时间短

材料／蒲公英50克。

制法／将蒲公英以水煎煮。

用法／代茶饮用。

功效／适用于慢性前列腺炎。

黄芪复方甘草汤

材料易得／制作时间短

材料／生黄芪30～90克，生甘草10～30克，蒲公英30克，丹参20克，泽兰15克，苦参10克。

制法／将上述材料以水煎煮，去渣取汁。

用法／每日1剂，分2次服用。

功效／补中益气、清热祛湿、活血化瘀。适用于慢性前列腺炎，症见中气不足、会阴部及肛门部坠胀、尿道流浊、尿频或排尿不畅、舌下络脉青紫变粗、苔薄白或腻、脉细涩或弦细。

萝卜浸蜜

材料少／材料易得／制作时间短

材料／白萝卜500克，蜂蜜适量。

制法／将白萝卜洗净，去皮，切片，用蜂蜜浸泡10分钟，放在瓦上焙干，再浸、再焙，连焙3次，不要焙焦。

用法／每日4或5次，每次嚼服数片。

功效／适用于腰酸乏力、尿血或血精等前列腺炎的症状。

三七方

材料少／材料易得／制作时间短

材料／ 三七3克。

制法／ 将三七研成粉末。

用法／ 用沸水冲服，隔日1次。

功效／ 适用于慢性前列腺炎。

灯心草苦瓜汤

材料少／材料易得／制作时间短

材料／ 灯心草15克，鲜苦瓜200克。

制法／ 将苦瓜洗净，去瓤和籽，切成小段，与灯心草一同放入砂锅中；加入适量清水，煎汤。

用法／ 饮汤，1日食尽。

功效／ 适用于急性前列腺炎。

劳淋汤

材料易得／制作时间短

材料／ 生芡实90克，生山药30克，知母、阿胶（烊化）、生白芍各9克。

制法／ 将上述材料以水煎煮，取汁。

用法／ 每日1剂，分2次服用。

功效／ 滋肾清热。适用于阴虚火旺型前列腺炎。

甘草茶

材料少／材料易得／制作时间短

材料／ 甘草20～40克。

制法／ 将甘草研成粉末，用沸水冲泡。

用法／ 代茶饮用，10日为1个疗程。

功效／ 适用于急性前列腺炎。

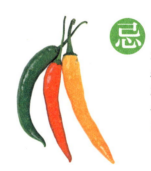

宜　鲤鱼、鲢鱼、鲶鱼、三文鱼、羊肉、猪心、动物肝脏、芝麻、核桃、大豆、玉米、葡萄。

忌　草鱼、猪肚、桂皮、薄荷、葱、辣椒、茴香、奶酪、咸肉、腊肠。

【0成本按摩方】·阴交穴

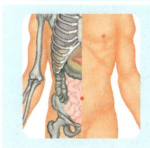

标准定位：在下腹部，前正中线上，脐中下1寸处。

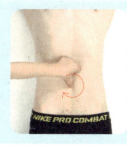

按摩方法：以手指指腹或指间关节向下按压，并做圈状按摩。

不育症

【病症解析】

❶ 不育症是指正常育龄夫妇婚后有正常性生活，在1年或更长时间内，不避孕也未生育的症状。

❷ 临床上把不育症分为性功能障碍不育症和性功能正常不育症两类。

❸ 依据精液分析结果，可进一步将性功能正常不育症分为无精子症、少精子症、弱精子症、精子无力症和精子数正常性不育症。

补肾育精汤

材料易得／制作时间短

材料／黄精、何首乌、当归、生地黄、熟地黄、淫羊藿各15克，菟丝子、女贞子、五味子、枸杞子、覆盆子、沙苑子、蛇床子、车前子、肉苁蓉各10克。

制法／将上述材料以水煎煮，去渣取汁。

用法／每日1剂，分2次服用。15日为1个疗程。

功效／平补肾气、协调阴阳。适用于由精液异常导致的不育症。

中药生精方

材料易得

材料／淫羊藿50克，巴戟天、锁阳、熟地黄、黄芪各25克，肉苁蓉20克，桑葚子、枸杞子、菟丝子、茺蔚子各15克，鹿角胶、龟板胶、甘草各10克，附片、山茱萸、当归各9克，韭菜子、车前子各6克，白酒1500毫升。

制法／将上述材料研成粉末，以白酒浸泡15天。

用法／空腹饮用，每日2次，每次30毫升。

功效／可增加精子数量。适用于不育症。

增精汤

材料易得

材料／牛鞭100克，猪骨200克，枸杞子15克，鹿角胶、鱼鳔各30克，黑豆250克，盐、味精各适量。

制法／将牛鞭发胀，刮净表皮，洗净，切段；将猪骨剁成段；将黑豆用温开水浸软；将牛鞭段、猪骨段、黑豆、枸杞子、鹿角胶、鱼鳔一同放入砂锅中；加入适量清水，将材料炖烂；加入盐、味精调味即可。

用法／每日1剂，分2次服用。

功效／补肾填精。适用于由精液稀少导致的不育症。

回春汤

材料易得／制作时间短

材料／生地黄12克，山茱萸、山药、枸杞子、桑葚、菟丝子、远志各10克。

制法／将上述材料以水煎煮，去渣取汁。

用法／每日1剂，分2次服用。

功效／滋阴补肾。适用于由精液异常导致的不育症。

四物羊肾汤

材料易得

材料 / 肉苁蓉12克，枸杞子、熟地黄各10克，巴戟天8克，羊肾2对，盐适量。

制法 / 将羊肾剖开，去筋膜，洗净，切块，与肉苁蓉、枸杞子、熟地黄、巴戟天一同放入锅中；加入适量清水，煮1小时；加入盐调味即可。

用法 / 食肉饮汤，每日1剂。

功效 / 补肾壮阳。适用于不育症。

聚精汤

材料易得 / 制作时间短

材料 / 鱼鳔、五味子各10克，沙苑子20克，淫羊藿、甘草各30克，枸杞子15克，高丽参3克。

制法 / 将上述材料以水煎煮，去渣取汁。

用法 / 每日1剂，分2次服用。

功效 / 补肾阳、益肾阴、益气、健脾、和中。适用于由精液异常导致的不育症。

液化汤

材料易得 / 制作时间短

材料 / 甲鱼1只，银耳15克，知母、黄柏、天冬、女贞子各10克，生姜片、葱段、盐、味精各适量。

制法 / 将银耳放入清水中，泡发；将知母、黄柏、天冬、女贞子装入纱布袋中，扎紧袋口；用沸水汆烫甲鱼，去甲、头、爪、肠杂，洗净血污，放入砂锅中；加入生姜片、葱段及适量清水，用大火煮沸；在甲鱼七成熟时，加入发好的银耳和纱布袋；煮至甲鱼肉酥烂时，加入盐、味精调味即可。

用法 / 每日1剂，分3次服用。

功效 / 滋阴清热、泻火。适用于由精液不液化导致的不育症。

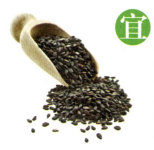

宜 枸杞子、山药、海参、人参、黑芝麻、羊肉、羊骨、鸡肉、虾、鱼鳔、葵花子。

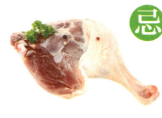

忌 柿子、荸荠、冬瓜、苦瓜、西瓜、丝瓜、绿豆、鸭肉、螃蟹、田螺、金银花、菊花、酒。

【0成本按摩方】·关元穴

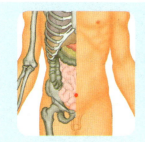

标准定位：在肚脐下方3寸（4横指宽）处。

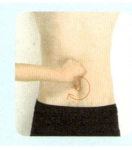

按摩方法：以手指指腹或指间关节向下按压，并做圈状按摩。

睾丸炎

【病症解析】

❶ 睾丸炎是由各种感染性或非感染性因素引起的睾丸炎症性病变，有非特异性、病毒性、真菌性、螺旋体性、寄生虫性、损伤性、化学性等类型。

❷ 本病急性发作时会出现高热、寒战、睾丸痛并向腹股沟放射症状，伴有恶心、呕吐症状；患病睾丸肿胀、压痛，如果化脓，摸上去就会有积脓的波动感，常伴有阴囊皮肤红肿和阴囊内鞘膜积液症状。

舌草青皮多味汤

材料易得／制作时间短

材料／白花蛇舌草30克，青皮、橘核、赤芍、柴胡、黄芩各12克，大黄10克，附子5克。

制法／将上述材料以水煎煮，去渣取汁。

用法／每日1剂，分2次服用。

功效／清热解毒、行气、活血、散结。适用于急性睾丸炎，属热毒蕴结、气滞血瘀者，症见发热、恶寒，睾丸肿痛明显、痛引小腹，阴囊皮肤潮红、按之灼热剧痛，伴有头痛、口渴、尿黄赤、舌红、苔黄、脉滑数。

二核炖瘦肉

材料易得

材料／橘核6克，荔枝核10克，猪瘦肉150克，料酒、葱花、生姜末、盐、味精、芝麻油各适量。

制法／将橘核、荔枝核洗净，晾干，敲碎，放入纱布袋中，扎紧袋口；将猪瘦肉洗净，放入沸水锅中氽烫一下，取出，晾凉，切成小方块，与纱布袋一同放入砂锅中；加入适量清水，用大火煮沸；加入料酒，改用小火，煨煮1小时，待猪肉熟烂出香时取出纱布袋，滤尽药汁；加入葱花、生姜末、盐、味精并搅拌均匀，再煮至沸，淋上芝麻油即可。

用法／佐餐食用，1日食尽。

功效／疏肝解郁、理气散结。适用于肝气郁结型睾丸炎。

龙胆荔枝核多味汤

材料易得／制作时间短

材料／车前子、海藻各30克，生地黄、昆布各20克，柴胡、橘核、枳实、五灵脂、桃仁、广木香各12克，大黄（后下）9克，龙胆草、荔枝核（打）、川栀子、地龙各5克。

制法／将上述材料以水煎煮，去渣取汁。

用法／每日1剂，分2次服用。

功效／清热解毒。适用于急性睾丸炎，属热毒炽盛者，症见睾丸肿痛、阴囊红肿、发热口干、大便干结、苔黄、脉洪大。

阴囊湿疹

【病症解析】

❶ 阴囊湿疹是一种常见的阴囊皮肤病，夏季发病率最高，是男性常见的性器官皮肤病。

❷ 阴囊湿疹呈对称发生，常波及整个阴囊，患处奇痒，病程持久，常反复发作。它以阴囊皮肤起疹、形如赤粟，搔破后浸淫流水，或囊皮干燥脱屑、奇痒难忍等为主要特点。中医认为，本病多为阴囊表面不洁，湿热之邪侵袭、留滞肌肤所致。

黄花菜根方
材料少／材料易得／制作时间短

材料／ 黄花菜根500克。

制法／ 将黄花菜根以1500毫升清水煎煮30分钟。

用法／ 用药汁熏洗患处半小时，连续熏洗4次。

功效／ 适用于阴囊湿疹。

土豆汁
材料少／材料易得／制作时间短

材料／ 土豆适量。

制法／ 将土豆去皮、榨汁。

用法／ 每日擦患处2或3次。

功效／ 适用于阴囊瘙痒、阴囊湿疹。

甘草汤
材料少／材料易得／制作时间短

材料／ 甘草适量。

制法／ 将甘草以水煎煮。

用法／ 用药汁清洗患处，每日3~5次。

功效／ 适用于阴囊湿疹。

香蕉方
材料少／材料易得／制作时间短

材料／ 成熟香蕉1根。

用法／ 用香蕉擦患处。

功效／ 适用于阴囊湿疹。

鱼腥草方
材料少／材料易得／制作时间短

材料／ 鱼腥草100克。

制法／ 将鱼腥草以水煎煮。

用法／ 待药汁稍凉后清洗患处，每日早、晚各1次。7日为1个疗程。

功效／ 适用于阴囊湿疹。

生百部方
材料少／制作时间短

材料／ 生百部适量。

制法／ 将生百部以2000毫升清水煎煮，煎至约剩1500毫升。

用法／ 用药汁清洗患处，每日1次。

功效／ 适用于阴囊湿疹。

男性性欲低下

【病症解析】

❶ 男性性欲低下是指男子性行为表达水平降低和性活动能力减弱，性欲受到不同程度抑制的状态。

❷ 引起男性性欲低下的原因颇为复杂，可能是器质性病变，也可能是功能性病变。大多数为功能性病变，其中大脑皮质的功能紊乱最为常见。

参芪茯苓汤

材料易得／制作时间短

材料／黄芪、党参、茯苓各20克，白术、酸枣仁、当归、龙眼肉各15克，龙骨（先煎）10克，远志、芡实、木香、肉桂各5克，甘草3克。

制法／将上述材料以水煎煮，去渣取汁。

用法／每日1剂，分2次服用。

功效／补益心脾、益气固精。适用于男性性欲低下。

海狗肾人参散

材料易得／制作时间短

材料／海狗肾2具，人参10克，黄芪、玉竹、白术、白茯苓各9克，陈皮6克，沉香3克。

制法／将上述材料一同研成粉末。

用法／每次服6～12克，每日2次，用温开水或白酒送服。

功效／适用于气虚、体弱、阳痿，可改善男性性欲低下症状。

杜仲炖猪肾

材料易得／制作时间短

材料／猪肾1个，花生仁50克，杜仲、核桃仁各30克，葱、生姜、黄酒、盐、味精各适量。

制法／将花生仁浸泡4小时；将猪肾纵向剖开，剔除筋膜、臊腺，洗净；将葱切段；将生姜切片；将锅置于火上，加入适量清水，放入猪肾、花生仁、杜仲、核桃仁、葱段、生姜片、黄酒、盐，用大火煮沸；改用小火，煮至猪肾熟烂；加入味精即可。

用法／佐餐食用。

功效／适用于由肾虚导致的男性性欲低下。

黄芪茱萸当归饮

材料易得／制作时间短

材料／黄芪、山茱萸各30克，酸枣仁15克，当归、知母各12克，乳香、丹参、琥珀各9克。

制法／将上述材料以水煎煮，去渣取汁。

用法／每日1剂，分2次服用。

功效／益肝补肾。适用于男性性欲低下。

熟地黄山药菟丝汤

制作时间短

材料 / 熟地黄12克，山药、山茱萸、菟丝子、巴戟天、淫羊藿、仙茅、茯苓、阳起石、锁阳、肉苁蓉、鹿角片各9克。

制法 / 将上述材料以水煎煮，去渣取汁。

用法 / 每日1剂，分2次服用。

功效 / 温壮肾阳、滋补肾阴。适用于男性性欲低下。

鹿鞭炖鸡

制作时间短

材料 / 鹿鞭100克，肉苁蓉、熟地黄各20克，枸杞子、巴戟天、杜仲、龙眼肉各15克，陈皮5克，生姜5片，嫩母鸡1只（以不超800克为佳），白酒适量。

制法 / 将鹿鞭切成薄片，用白酒浸泡至软，与其余材料一同放入砂锅中；加入适量清水，用大火煮沸；改用小火，煮至鸡熟烂即可。

用法 / 吃鸡喝汤，适量服用。

功效 / 补肾益精。对由男子性生活过度引起的阳事不兴、夜尿频数、眼花、耳鸣、腰膝酸痛、四肢乏力等均有很好的改善作用。

肉苁蓉巴戟茶

材料少／制作时间短

材料 / 肉苁蓉5克，巴戟天4克，人参2克。

制法 / 将上述材料用清水过滤，切成碎片，放入锅中，加入500毫升清水，用大火煮沸，续煮10分钟左右即可。

用法 / 每日1剂，代茶饮用，一周2或3次。

功效 / 肉苁蓉和巴戟天均为补阳药，可以补肾助阳、润肠通便，适用于精血不足、阳痿、早泄、腰腿无力者；人参可补元气，能强身健体。本方适用于男性性欲低下。

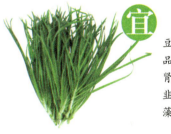

宜

豆类及其制品、鸡蛋、猪肾、羊肉、韭菜、葱、海藻、海带。

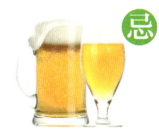

忌

肥肉、油炸食品、咸肉、酒类、咖啡。

【0成本按摩方】·腰阳关穴

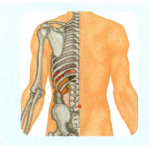

标准定位：在腰部，后正中线上，第4腰椎棘突下凹陷中。

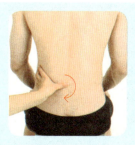

按摩方法：以拇指指腹向下按压，并做圈状按摩。

包皮龟头炎

【病症解析】

❶ 包皮龟头炎是指包皮内板与阴茎头的炎症。

❷ 正常包皮腔内会有一种类脂物质，在包皮过长或包茎时，此类物质可积聚成包皮垢，刺激包皮和阴茎头引起包皮龟头炎。本病亦可由细菌、真菌感染或药物过敏引起。

❸ 临床症状为阴茎包皮、龟头轻度潮红，龟头周围出现丘疹、红斑等，可伴有尿频、尿痛，局部会有烧灼感及瘙痒等症状。

消毒汤

材料易得／制作时间短

材料／ 土茯苓、金银花各15克，杏仁、僵蚕、牛蒡子、皂角子、肥皂子、猪牙皂角各10克，蝉蜕、荆芥、防风、黄柏各6克。

制法／ 将上述材料以水煎煮，去渣取汁。

用法／ 每日1剂，分2次服用。

功效／ 辟秽消毒。适用于包皮龟头炎，属淫毒传袭者，症见包皮肿胀光亮、状如水晶，破流腥臭，麻痒而痛，小溲黄赤，脉弦滑，舌苔黄腻。

十味地黄汤

材料易得／制作时间短

材料／ 蒲公英30克，生地黄、熟地黄、山茱萸、山药、枸杞子、牡丹皮、茯苓各20克，丹参、泽泻各10克。

制法／ 将上述材料以水煎煮，去渣取汁。

用法／ 每日1剂，分2次服用。

功效／ 滋补肝肾。适用于肝肾阴亏型包皮龟头炎。

甘草蜂蜜方

材料少／材料易得／制作时间短

材料／ 甘草15克，蜂蜜50毫升。

制法／ 将甘草加水润透，加入蜂蜜一起浓煎，去渣取汁。

用法／ 用药汁擦患处，每日4次。

功效／ 适用于包皮龟头炎。

蛇床子鱼腥草洗方

材料易得

材料／ 鱼腥草50克，蛇床子、金银花、苦参、黄芩各30克，黄连、紫草、香附各20克，甘草15克，大黄、川芎、芒硝各10克，冰片4克。

制法／ 把前11味种材料以1600毫升清水煎煮30分钟，去渣，在药汁中兑入冰片和芒硝。

用法／ 用药汁熏洗患处15～20分钟，将用过的药汁与原渣一起煎10分钟后再用，每日熏洗4～6次，每剂可用3日。

功效／ 清热解毒、燥湿。适用于包皮龟头炎。